어느 날 갑자기 **뇌졸중**

어느 날 갑자기 뇌졸중

직업병 전문 노무사가 알려주는 뇌졸중의 모든 것

초 판 1쇄 2025년 03월 26일

지은이 문성근
펴낸이 류종렬

펴낸곳 미다스북스
본부장 임종익
편집장 이다경, 김가영
디자인 윤가희, 임인영
책임진행 김은진, 이예나, 김요섭, 안채원, 장민주

등록 2001년 3월 21일 제2001-000040호
주소 서울시 마포구 양화로 133 서교타워 711호
전화 02) 322-7802~3
팩스 02) 6007-1845
블로그 http://blog.naver.com/midasbooks
전자주소 midasbooks@hanmail.net
페이스북 https://www.facebook.com/midasbooks425
인스타그램 https://www.instagram.com/midasbooks

ISBN 979-11-7355-163-5 03510

값 20,000원

미다스북스는 다음세대에게 필요한 지혜와 교양을 생각합니다.

어느 날 갑자기 뇌졸중

직업병 전문 노무사가 알려주는 뇌졸중의 모든 것

문성근 지음
심영석, 최혜민 감수

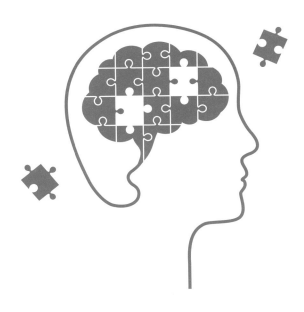

미다스북스

프롤로그

인생을 살면서 예상하지 못한 위협은 다양합니다. 그중에서 '뇌졸중 (stroke)'은 중대한 위협에 속합니다. 뇌졸중의 한자를 풀어 해석하면 '뇌 가 졸지에 다친다'라는 뜻입니다. 그중에서도 '중'이라는 글자는 '가운데 중 (中)'으로서 '적중하다'라는 의미를 지닙니다. 영어 단어로는 '때린다'라는 영어에서 유래되어 'stroke'라고 불립니다. 단어의 의미처럼 뇌졸중은 인 간의 인생에 있어서 예상하지 못한 중대한 위협이 됩니다.

저는 노무법인 안정의 대표이며 근로자의 권리와 이익을 보호하기 위한 사업을 하고 있습니다. 특히 산업재해보상보험법의 전문가로서 근로자의 질병을 직업병으로 입증하고 국가로부터 합당한 보상을 받을 수 있도록 최선의 법률 서비스를 제공하고 있습니다.

또한, 주식회사 편안한안정의 대표로서, 복지 제도의 그늘에 있는 환자 분들을 위한 복지혜택 자문 및 대행 사업도 함께 영위하고 있습니다.

뇌졸중 환자분들에게 직업병 보상금을 받을 수 있도록 돕는 과정에서 적 절한 보상과 혜택을 받지 못하는 상황을 수차례 보았습니다. 그 이유는 법 률의 해석과 적용, 복잡한 행정 절차, 알려지지 않은 정보 때문이었습니다.

책을 내게 된 계기는 정보의 불균형, 복잡한 법률과 행정의 어려움을 해 소하고 재활과 치료에 관한 연구자료와 통계를 근거로 다양한 정보를 제 공하기 위함입니다. 궁극적으로 뇌졸중 환자와 보호자께서 재활과 치료에 관하여 학습하고, 그들이 스스로 더 나은 환경을 만들기를 소망합니다.

[1부]는 뇌졸중에 관한 의학 정보, 통계를 통해 살펴보는 유병률, 재활과 치료에 관한 내용 등을 포괄적으로 다루고 있습니다.

[2부]는 뇌졸중의 다양한 측면과 관련하여 100문 100답의 형태로 실용적인 가이드 라인을 제공합니다.

[3부]는 심리학, 동기부여 관련 이론을 탐구하여 보호자에게 동기부여의 이론적 측면을 교육하고, 그 보호자가 교육자가 되어 환자의 동기부여를 유발 및 유지하도록 하여 높은 강도의 재활을 견뎌낼 수 있도록 구성하였습니다.

자랑스러운 저의 동료 심영석, 오정원 님을 비롯한 노무법인 안정, 주식회사 편안한안정의 임직원분들, 깊은 배려와 응원을 건네주신 김현미 노무사님(29기)에게 깊은 감사를 표합니다.

목 차

뇌졸중,
제대로 알고 가자

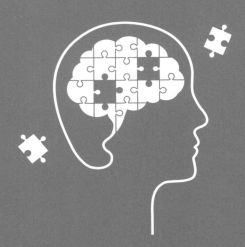

도움이 필요하신 분을 위한 QR코드

1. 뇌졸중은 어떤 병일까?

(1) 뇌졸중의 개념, 원리, 재발

뇌졸중에 관한 일반적인 내용을 알아보고자 한다. 'Stroke(타격)'라고 부르는 뇌졸중은 뇌혈관이 막혀서 영양분과 산소를 공급하는 피가 뇌에 통하지 않는 뇌경색, 뇌혈관이 터지는 뇌출혈로 구분한다. 뇌졸중은 사망 위험이 크고, 심각한 장애를 유발하는 질환이기에 조기에 적절한 치료와 관리가 필수적이다.

뇌졸중은 혈관 상태가 좋지 않은 '죽상동맥경화증'에 의해서 시작한다고 볼 수 있다. 죽상동맥경화증이란 동맥의 탄력성이 감소하고 내부에 기름기가 끼거나 이상 조직이 생겨 동맥의 폭이 좁아지는 현상이다. 구체적으로 죽상동맥경화증 부분에 핏덩이가 생겨 막히면 뇌경색, 터지면 뇌출혈, 심장에 핏덩이가 생겨 막히면 심근경색으로 구분한다.

뇌경색이 많을까, 뇌출혈이 많을까. 정답은 뇌경색이 더 많다. 서양에서는 뇌경색이 뇌출혈보다 3배 이상 많고 우리나라에서도 뇌경색이 약 85% 정도로 뇌출혈보다 더 많이 발생한다.[1] 뇌경색이나 뇌출혈이나 발생 후 제때 치료를 받지 못하면 치명적인 건 마찬가지다.

뇌혈관에 문제가 생기는 원리는 무엇일까. 서울대병원의 신경과 전문의는 두 단계로 나누어서 설명한다. 첫 단계는 흡연, 음주, 패스트푸드, 육류 위주의 식습관, 짠 음식 위주의 식습관, 운동 부족 등 좋지 않은 생활 습관을 수년간 유지하여 혈관에 죽상동맥경화증이 발생하는 것이다. 그 이후 스트레스를 유발하는 상황이 도화선이 되어 뇌경색이나 뇌출혈로 이어지게 된다.

모든 뇌졸중이 곧바로 큰 위험으로 다가올까. 꼭 그렇진 않다.

뇌경색의 경우, 혈관을 막고 있는 혈전이 자연스럽게 풀리는 경우가 있는데 이를 '일과성 허혈성 뇌졸중'이라고 한다. 뇌졸중과 같은 증상이 발생하지만, 몇 시간 안에 스스로 회복하는 것이 특징이기에 일과성이라고 불린다. 뇌경색처럼 뇌로 가는 피가 완전히 막힌 것이 아니기 때문에 편마비 같은 후유증이 생기지 않는다. 그러나 이 시기에 병원에 방문하여 MRI 등 정밀검사를 받지 않으면 더 위험한 뇌졸중을 맞이하게 될 가능성이 커진다. 뇌졸중의 증상이 명백하게 있었음에도 시간이 지나면 회복이 되므로 '피곤하니까 그랬겠지'하고 가볍게 생각하여 골든타임을 놓치는 것이다. 질병관리청에 따르면 일과성 허혈성 뇌졸중을 경험하는 사람 중 30%는 치명적인 뇌경색을 겪는다고 한다.

그렇다면, 뇌졸중으로 인한 합병증은 어떤 원리로 발생하는 것일까.

뇌졸중 즉, 허혈성 뇌졸중(뇌경색), 출혈성 뇌졸중(뇌출혈)은 뇌 부위에 혈액 공급이 끊겨 발생하는 것이다. 이때, 뇌졸중으로 인하여 뇌 부위에

---

1) 대한뇌졸중학회, 2022년

혈액 공급이 완전히 중단되어 그 부위에 있는 뇌세포가 완전히 죽게 되는 부위가 있다. 이 부위와 관련된 신체 부위는 영영 회복할 수 없다고 보아야 한다.

반면에, 죽은 부위 주변으로 살아있긴 있지만 위험한 상태인 '뇌 부위(경계영역)'가 있다. 이 부위와 관련된 신체 부위는 큰 혈관으로 공급되는 혈액은 중단되었지만, 미세한 혈관으로 혈액을 공급받아 회복 가능성이 있다는 것이 차이점이다. 그러나 이 부위 역시 충분한 혈액을 공급받지 못했기 때문에 편마비, 언어장애, 삼킴장애 등 장애가 발생하게 된다. 경계영역의 뇌 부위는 회복할 수 있기에 뇌졸중에 걸린 환자가 급성기, 회복기에 최선을 다하여 재활해야 한다.

뇌졸중을 관리하지 않으면 어떻게 될까. 뇌출혈이든, 뇌경색이든 뇌졸중을 겪고 열심히 노력하여 회복된 환자라 하더라도 좋지 않은 습관을 고치지 않으면 뇌졸중이 재발할 수 있다. 한 번 극복한 것으로 끝난 것이 아니기에 지속적인 관심이 필요하다.

질병관리청은 뇌졸중의 재발률에 대하여 통상 1년 이내에 약 10%, 5년 이내에 약 30%라고 발표했다. 1년 이내보다 5년 이내에 재발률이 더 높은 이유에 대하여 뇌졸중이 생기고 1년이 지나기 전에는 뇌졸중을 극복하기 위해 개선된 생활을 잘 유지하지만, 그 이후에는 다시 음주, 흡연, 부적절한 식습관, 운동 부족 등의 생활을 하는 것으로 손꼽았다.

(2) 뇌졸중 시기의 구분
뇌졸중은 일반적으로 급성기, 회복기(아급성기), 만성기로 구분된다.

일반적으로 뇌졸중 증상이 발생하고 최대 24시간까지를 초급성기, 증상 발생부터 최대 7일까지를 급성기, 최대 6개월까지를 회복기(아급성기), 6개월 이후부터는 만성기로 구분하기도 한다. 뇌졸중의 '시기적 구분'은 의학적 상황과 구체적인 치료 목표에 따라 달라질 수 있다.

'치료, 재활 관점'에서 급성기와 회복기의 구분을 어떻게 하면 좋을까.

저자가 참고한 문헌, 연구자료에서는 급성기와 회복기의 구분에 관하여 뇌졸중이 발생하고 급성기 시기에 어떠한 치료, 재활을 하지 않았음에도 뇌가 '스스로 회복하는 시점'을 회복기로 보기도 한다. '뇌의 신경 가소성'이라는 특성을 통해 뇌가 스스로 회복하는 시기를 회복기로 보아 재활을 통해 뇌의 신경 가소성을 더욱 활성화하는 측면이다.

회복기(아급성기)와 만성기의 구분은 어떻게 하면 좋을까. 일부 전문의는 회복기와 만성기의 구분을 뇌졸중이 발생하고 3개월, 또는 6개월이 된 시점 등 일률적으로 구분하기도 한다. 그러나, 뇌졸중이 발생하고 몇 년, 몇십 년 후로 길게 보아 회복이 가능하다고 생각하길 권하고 싶다. 실제 뇌졸중이 발생하고 몇 년이 지났음에도 회복을 한 사례가 있기 때문이다.

'법률적 관점'에서 뇌졸중의 시기를 구분하면 어떨까. 급성기, 회복기(아급성기), 만성기에 관하여 규정하고 있는 각종 법률, 행정규칙, 행정기관의 실무자료에서 시기를 구분해 보았다.

①급성기에 관한 내용은 법률적인 관점에서의 자료는 없는 듯하다.

②회복기는 보건복지부 고시(제2024-36호)에서 수술 등 치료 후 기능 회복 시기에 있는 환자로서 기능적 손상으로 인해 일상생활에 불편이 있어 집중적인 재활치료를 통해 일상생활로 복귀가 필요한 환자를 '회복기 환자'라고 하고 있다. 뇌졸중으로 인하여 병원에 '입원하고 180일까지'를

회복기 환자라고 명시한다. 뇌졸중이 발생하고 나서 약 6개월인 셈이다.
②-1.건강보험심사평가원 공고(제2019-422호)는 뇌졸중 환자에게 시행하는 전문 재활치료²⁾는 발병 후 2년간 인정하는 것을 원칙으로 한다. 이 관점에서 보면 뇌졸중 발병 후 2년까지는 회복의 가능성을 염두에 두고 있기에 '회복기'를 뇌졸중 발생 후 2년까지로 볼 수도 있다.

③'②'의 관점에서 보면 뇌졸중이 발생하고 6개월, 뇌졸중이 발생하고 2년이 지난 이후에는 법률적 관점에서의 만성기를 구분할 수 있다.

(3) 뇌졸중과 신경 가소성에 대하여

회복기의 시작과 끝을 칼로 무를 자르듯 반듯이 나눌 수 없는 걸까, 왜 이런 차이가 있는 걸까. 이는 '신경 가소성(neuroplasticity)'이라는 개념 때문에 그렇다. 뇌졸중을 경험하는 경우 뇌 손상이 영구적이고 회복이 불가능한 것처럼 느껴질 수 있다. 하지만 뇌에는 스스로를 치유하고 적응하는 놀라운 능력이 있는데 이를 '신경 가소성'이라고 한다. 신경 가소성은 신경(뉴런) 세포가 서로 연결되어 새로운 신경망이 생기는 것이다.

뇌를 우리나라 지도로 비유하여 쉽게 설명하면, 영등포구와 마포구를 이어주는 도로가 생기는 것이다. 나아가 서울과 부산을 이어주는 새로운 철도길, 비행길이 생기는 것이다. 이처럼 행정구역간을 연결하는 기존 도로가 뇌졸중으로 인하여 제 역할을 하지 못하게 되었을 때, 재활이라는 행위를 통해 새로운 연결망을 잇는 것으로 비유할 수 있다.

신경 가소성을 더욱 잘하기 위해서 재활이라는 험난하고 거친 과정을 끝없이 헤쳐 나가야 한다. 우리가 새로운 것을 배우거나 익히면, 뇌는 낡

---

2) 중추신경계발달재활치료, 작업치료, 재활기능치료, 매트 및 이동치료, 보행치료, 일상생활동작훈련치료, 연하장애재활치료, 기능적전기자극치료, 기타 전문재활치료

은 도로를 보수하거나 새로운 도로를 깔아서 재구성한다. 신경 가소성은 뇌졸중과 같은 신경학적 손상으로부터 회복하는 과정에서 핵심이 되는 내용이다. 이에 관하여는 [2부] 재활에서 자세히 보도록 하겠다.

2. 뇌졸중 원인, 지피지기 백전불태

뇌졸중의 원인은 다음과 같은 대표적인 위험인자가 있다.

1. 고혈압
2. 비만
3. 음주
4. 흡연
5. 심방세동
6. 이상지질혈증
7. 당뇨병
8. 변비

(1) 뇌졸중 원인 중 가장 중요한 두 가지 요인은 고혈압과 흡연이다. 고혈압은 일반적으로 증상이 없지만 뇌졸중을 유발하는 주요 원인이기에 침묵의 살인자라고 불린다. 혈압이 높으면 혈관 벽에 추가적인 부담이 가해진다. 이러한 부담이 계속 가해지면 죽상동맥경화증을 발현할 수 있어, 뇌경색이나 뇌출혈로 이어지는 것이다.

고혈압이 있다고 하더라도 생활 습관 개선, 약물 복용으로 조절할 수 있다. 통상 뇌졸중을 예방하려면 혈압을 최고 140 이하, 최저 90 이상으로 유지하는 것이 필요하다. 적정 혈압을 확인하는 좋은 습관을 기르기 위해서는, 혈압측정기를 볼 때마다 측정하여 문제가 없는지 확인하는 자세가 필요하다.

(2) 흡연은 많은 유해 물질을 몸으로 직접 흡수하기 때문에 위험하다는 점은 모두가 알고 있다. 흡연자는 비흡연자보다 뇌졸중에 걸릴 확률이 통상 2배 더 높다. 분당서울대병원 연구팀은 45세 전에 뇌졸중에 걸린 남성 환자의 약 3분의 1이 고혈압을 원인으로 한다고 밝혔다. 그다음으로 많은 원인은 흡연이다. 뇌졸중 환자의 대부분이 고혈압과 흡연에 장기간 노출되었다는 점을 고려하여 뇌졸중을 예방하고, 재발 방지를 위해 멀리 해야 할 첫 번째 요인들로 기억하자.

(3) 비만은 체지방이 정상보다 많이 쌓인 상태를 말한다. 고지혈증을 포함한 여러 가지 만성질환의 위험을 높일 수 있으므로 체중감량을 위한 노력이 필요하다. 복부 비만은 피하(피부 밑) 지방과 내장 지방으로 구분되는데 뇌졸중에서 위험한 것은 내장 지방이다. 내장 지방은 짧은 시간 안에 기초대사량보다 많은 칼로리를 섭취하여 내장에 지방이 쌓인 것이다. 체중의 5~10%만 감량해도 뇌졸중의 위험을 크게 줄일 수 있다. 그러기 위해서는 규칙적인 식습관, 천천히 먹는 습관, 기름진 음식과 당질(밥, 빵, 국수)은 최대한 피하는 식습관, 채소와 해조류 먹는 습관, 하루 1개의 과일을 챙겨 먹는 습관, 운동하는 습관을 들여야 한다.

(4) 음주는 고혈압, 심방세동을 유발하여 뇌경색, 뇌출혈이 발생할 수 있다. 매일 2잔 이상 음주를 하면 그렇지 않은 사람보다 뇌졸중 위험이 2배 정도 높다. 대한민국에서 음주는 문화와도 같기에 금주를 하기는 어렵지만 절주라도 하여 섭취량을 줄여야 한다. 특히 뇌졸중을 극복한 사람은 재발을 방지하기 위하여 금주를 해야 한다. 뇌졸중 환자의 30%가 5년 이내에 재발한다는 것을 기억하자.

(5) 심방세동은 심장이 불규칙하게 뛰는 상태를 의미하는데 이에 따라 혈전(핏덩이)이 생길 가능성이 커진다. 이 혈전이 뇌에서 생기는 경우 허혈성 뇌졸중(뇌경색)이 발생할 수 있다. 심장이 느리게 뛰는 서맥보다는 빠르게 뛰는 빈맥에서 뇌졸중 문제가 생길 수 있다. 심박수가 비정상적으로 빠르게 올라가면 심장의 일부인 심실이 속도를 따라잡지 못해 혈액을 제대로 공급하지 못하여 혈전이 발생할 수 있기 때문이다. 심방세동은 노화로 인해 발생하는 경우가 많다. 따라서 고령자는 주기적인 심박수 점검이 필요하다.

(6) 이상지질혈증은 고지혈증보다 넓은 개념으로 국내뿐만 아니라 전 세계적으로 건강 부담이 커지고 있는 질환이다. 현재 국내에 이상지질혈증 환자 수는 계속 증가하고 있지만 지속적인 치료를 받는 환자는 줄어들고 있는 것이 실상이다. 이에 관하여 가톨릭대학교 가정의학과 전문의는 약물치료 후 검사 결과가 정상으로 나오면 약을 중단하는 경우가 많다고 한다. 임의로 약물 치료를 중단하기보다는 담당 전문의와 상의 후 결정하는 마음가짐이 필요하다.

(7) 당뇨병이 있는 경우 뇌졸중 재발률이 1.85배가 증가한다(대한뇌졸중학회). 당뇨병을 예방하기 위하여 스타틴이라는 약물 치료를 피하려고 하는 환자, 보호자 분들이 있다. 그러나 스타틴 약물 치료를 통하여 뇌졸중 최초 발생이나 재발생률을 낮추는 이점이 더 많으므로 커뮤니티에서 떠도는 이야기로 약물 치료를 중단하기보다는 담당 전문의와 상의하여야 한다. 항간에 돌아다니는 낭설에 의해 적절한 치료의 기회를 잃으시지 않기를 바란다.

(8) 변비도 뇌졸중의 위험인자로 볼 수 있다. 변비는 뇌졸중이랑 무슨 관계가 있을까. 변비가 있는 사람은 평상시 균형 있는 식사를 하지 않는 점, 유산소 운동을 주 2회 미만으로 하는 점, 물을 잘 마시지 않아 체내에 수분이 부족한 점 등 부적절한 생활 습관을 지니고 있다. 이런 생활 습관은 고혈압, 죽상동맥경화증 등 뇌졸중의 기저질환을 유발하게 된다.

일본의 나가모토 켄지 교수는 일본의 국민건강보험에 가입한 성인남녀 4만5천 명을 대상으로 배변 횟수별로 그룹을 구분하여 13년간 추적 관찰을 하여 배변 습관과 사망 원인과의 관련성을 분석하였다. 그 결과 심혈관 질환으로 사망한 사람의 배변 빈도는 매우 낮게 판단되었다. 그 결과 변비와 혈관 질환과의 관련성을 찾았다. 즉 변비도 뇌졸중의 위험인자이다.

질병관리청은 약 1만 명의 뇌졸중 환자를 대상으로 한 조사에서 허혈성 뇌졸중, 출혈성 뇌졸중의 주요 위험 요인에 관하여 흡연, 고혈압, 당뇨, 고지혈증을 손꼽았다. 이는 평소 생활 습관과 관련된 요인으로 장기간 지속해서 부정적인 영향을 받아 왔고 쉽게 고칠 수 없는 부분이기 때문이다. 이에 많은 위험 요인 중에서도 더욱 위험한 원인이지 않을까 생각한다.

위험요인 비교

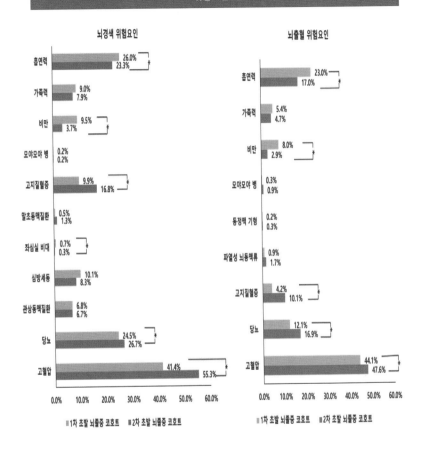

뇌경색 위험요인

위험요인	1차 초발 뇌졸중 코호트	2차 초발 뇌졸중 코호트
흡연력	26.0%	23.3%
가족력	9.0%	7.9%
비만	9.5%	3.7%
모야모야 병	0.2%	0.2%
고지혈혈증	9.9%	16.8%
말초동맥질환	0.5%	1.3%
좌심실 비대	0.7%	0.3%
심방세동	10.1%	8.3%
관상동맥질환	6.8%	6.7%
당뇨	24.5%	26.7%
고혈압	41.4%	55.3%

뇌출혈 위험요인

위험요인	1차 초발 뇌졸중 코호트	2차 초발 뇌졸중 코호트
흡연력	23.0%	17.0%
가족력	5.4%	4.7%
비만	8.0%	2.9%
모야모야 병	0.3%	0.9%
동정맥 기형	0.2%	0.3%
파열성 뇌동맥류	0.9%	1.7%
고지혈증	4.2%	10.1%
당뇨	12.1%	16.9%
고혈압	44.1%	47.6%

질병관리청, 2022년 보도자료

3. 알아두면 좋은 뇌졸중 증상

뇌졸중의 증상은 뇌졸중의 영향을 받은 뇌 부위와 관련이 있고, 뇌졸중의 정도에 따라 달라질 수 있다. 뇌졸중은 신속하게 치료하지 않으면 영구적인 장애나 사망으로 이어질 수 있으므로 이러한 증상을 조기에 인식하여 시기적절한 치료를 받는 것은 매우 중요하다. 다음과 같은 증상이 발생하는 경우 곧바로 병원에 방문하여 검사를 받아봐야 한다.

(1) 팔다리에 오는 마비 증상

뇌졸중의 대표적인 증상으로 신체 한쪽의 마비나 근력 상실로서 편마비라고 알려진 증상이다. 이 증상은 뇌졸중으로 인해 신체의 근육 운동을 제어하는 뇌 부분이 손상될 때 발생한다. 특히 왼쪽 뇌에 타격을 입었을 때 오른쪽 신체에 마비가 오고, 오른쪽 뇌에 타격을 입었을 때 왼쪽 신체에 마비가 오는 것이 특징이다. 따라서, 한쪽 팔이나 다리를 들어올리기 어렵거나 무거워진 느낌이 드는 경우 즉각적인 검사와 치료가 필요하다.

(2) 팔다리에 마비는 없지만, 원하는 대로 움직이지 않는 증상

일부 뇌졸중 환자들은 완전한 마비를 경험하지는 않지만, 원하는 대로 사지를 움직일 수 없는 증상을 겪는다. 실조증으로 알려진 이 증상은 여러 신체 기관이 함께 움직이는 협응력에 문제가 생겨서 서투르거나 균형이 맞지 않는 움직임을 유발한다. 예를 들어, 셔츠의 단추를 채우는 움직임, 컵을 쥐는 움직임, 물건을 집는 움직임, 글을 쓰거나 도구를 사용하는 등 미세한 움직임, 서 있거나 걸을 때의 균형에 문제가 생기는 등 다양한 증상이 나타난다.

(3) 얼굴, 입술이 한쪽으로 돌아가는 증상

뇌졸중의 또 다른 조기 증상으로 얼굴 한쪽이 처지거나 입술이 한쪽으로 돌아가는 증상이 있다. 웃거나 표정을 조절하는 데 어려움이 있고 입이나 입술의 모양이 고르지 않으며 얼굴 근육의 약화로 씹거나 삼키는 데 어려움이 있을 수 있다.

(4) 발음이 새거나 어눌해지는 증상

또한, 뇌졸중은 말하는 능력을 손상해 불분명하게 말하는 장애를 초래하는데 이를 구음장애라고 한다. 언어를 제어하는 근육이 약화하거나 마비될 때 발생하는 것으로 말하는 소리가 왜곡되거나 이해하기 어려워지고 말을 천천히 하거나 더듬거리며 말하게 되는 증상이 발생할 수 있다. 문장을 생각하고 이해하는 능력에는 영향이 없지만, 문장이나 단어를 입 밖으로 내뱉는 것만 어려워지는 경우가 많다.

(5) 한쪽 눈이 흐리거나 안 보이는 증상, 사물이 두 개로 보이는 증상

갑작스러운 시력 변화는 뇌졸중의 증상일 수 있다. 특히 시신경이나 시각 정보처리를 담당하는 부위에 뇌졸중이 발생하면 한쪽 눈의 시력 상실이 발생한다. 또한 물체가 왜곡되거나 이중으로 보이는 이중 시력이 발생할 수도 있다. 이러한 시각 장애는 일시적일 수도 있고, 영구적일 수도 있다. 따라서 증상이 사라진 경우에는 안도하는 것에 그치는 것이 아니라 곧바로 병원에 가야 한다.

(6) 현기증, 구토 증상

뇌졸중 증상에는 현기증, 메스꺼움과 구토 증상, 술에 취한 것과 같은 느낌, 가만히 있어도 주변이 빙글빙글 도는 듯한 느낌, 균형을 유지하기 어려운 증상이 있다. 주로 소뇌 부분에 영향을 미치거나 머릿속 압력(두개내압)이 갑자기 증가하는 경우에 발생한다.

(7) 심한 두통 증상

대부분 뇌졸중은 통증을 동반하지 않지만, 출혈성 뇌졸중(뇌출혈)의 일부는 심한 두통을 동반한다. 뇌졸중 증상으로서 발생하는 두통은 흔히 인생 최악의 두통으로 묘사되는데, 갑자기 발생하고 휴식이나 약물치료에도 호전되지 않는 특징이 있다.

주의할 점은 뇌졸중이 아니더라도 두통은 여러 원인에 의하여 발생할 수 있다는 것이다. 두통은 오인 가능성이 크므로, 다른 뇌졸중 증상도 함께 확인하는 것이 필요하다.

뇌졸중 증상을 이해하고 인식하는 것은 뇌졸중으로 인한 심한 장애나 사망을 예방할 수 있으므로 매우 중요하다. 뇌졸중 증상 및 예방과 관련된 캠페인이 있다.

4. F.A.S.T 캠페인과 일상생활 복귀율

　뇌졸중은 전 세계적으로 장애와 사망을 유발하는 주요 원인이다. 치명적인 후유증을 예방하기 위해서 골든타임을 놓치지 않는 것이 핵심이다. 이와 관련된 캠페인으로는 'F.A.S.T 캠페인'이 있다. 이는 뇌졸중 증상에 관하여 민첩하게 대응하기 어려운 일반 평균인의 관점에서 뇌졸중 증상을 신속하게 인지하고 즉시 조처를 할 수 있도록 고안된 방법이다.

　F.A.S.T의 의미는 F(face, 얼굴), A(arm, 팔), S(speech, 말하기), T(time, 시간)이다. F(Face, 얼굴)는 거울을 보며 미소를 지어보고 얼굴 한쪽이 처지거나 울퉁불퉁한 증상이 있는지 확인하는 것이다. A(Arm, 팔)는 두 팔을 뻗듯이 들기도 하고 돌리기도 해보며 기능적으로 문제가 있는지 확인하는 것이다. S(Speech, 말하기)는 간단한 문장을 반복해서 말하며 불분명하거나 왜곡되게 말하는지 확인하는 것이다. 마지막으로 T(Time, 시간)는 이러한 증상이 나타나는 경우, 즉시 119에 전화하여 응급실 방문을 통해 위와 같은 증상을 말하며 뇌졸중 검사와 진단을 받고 필요에 따라 치료를 받는 것이다.

F.A.S.T 캠페인은 영국에서 뇌졸중 협회와 보건부에 의하여 대중 인식 캠페인 관점에서 처음 소개되었다. 일반 평균인이 뇌졸중을 신속하게 식별할 수 있도록 단순하고 효율적인 방안을 제시하여 인기를 얻었고 이후 전 세계에서 널리 퍼진 캠페인이다. F.A.S.T 캠페인 덕분에 많은 뇌졸중 환자들이 뇌졸중 증상을 조기에 인식하여 병원 입원이 더 빨라졌고 혈전용해제 등 적절한 치료를 신속히 받게 되어 심각한 장애를 막거나 사망을 예방할 수 있게 되었다.

뇌졸중의 증상이 발생한 후 4시간 30분 안에 병원에 도착해 적절한 치료를 받는다면, 뇌졸중 발병 이후부터 3개월 안에 일상생활로 복귀할 확률이 높아진다. 그러나 뇌졸중 발병 이후부터 6시간 이후, 12시간 이후, 24시간 이후에 치료를 시작한다면 훨씬 더 많은 장애를 겪거나 사망에까지 이를 수 있다.

저자를 찾는 뇌졸중 재해자, 유족분들도 뇌졸중 발병 후, 골든타임을 지켰는지에 따라 그 심각성이 달랐다. 따라서 F.A.S.T 캠페인을 기억하고 실천하는 것이 필요하다.

5. 통계를 보면 뇌졸중이 보인다

이 부분에서는 우리나라에서 발생하는 뇌졸중 관련 통계를 보며, 뇌졸중 환자, 뇌졸중 환자의 가족, 간병인 등에게 정보를 제공하려 한다.

①뇌졸중의 발생률, ②뇌졸중에서 뇌경색과 뇌출혈이 차지하는 비율, ③뇌졸중 후 발생하는 후유장애, ④뇌졸중 환자의 평균 입원 기간, ⑤뇌졸중 장애로 인하여 장애인으로 등록된 비율, ⑥뇌졸중 증상 발생부터 뇌 심혈관센터에 입원하기까지 걸리는 시간 등에 관한 내용이다.

상대를 알고 나를 알면 백 번 싸워도 위태롭지 않다는 손자병법에서 유래된 고사성어처럼 뇌졸중에 관한 정보를 알아보자.

(1) 질병관리청(2024)은 2021년 '뇌졸중 발생 수'를 108,950건으로 발표했다. 이 중 남자 60,907건, 여자 48,043건이다. 2021년 뇌졸중 발생 수는 10년 전인 2011년보다 9,412건(9.5%) 증가한 수치다.

이 수치를 더 자세히 들여다보면, '처음 뇌졸중에 걸린 사람'은 88,002건이고 '뇌졸중이 재발한 사람'은 20,948건이다. 2021년 전체 뇌졸중 환자 중 약 5분의 1이 재발한 것이다.

앞에서 언급한 뇌졸중의 재발률[3]은 뇌졸중 발생 후 1년 이내에 약 10%,

뇌졸중 발생 후 5년 이내에 약 30%였다. 뇌졸중은 재발 관리가 중요하다는 것을 다시 한번 깨닫게 된다.

(2) '뇌졸중 발병 후 1년 이내에 사망하는 연령별 비율'은 80대 이상이 약 35%, 70대가 18%, 50, 60대가 약 10%, 40대 이하도 약 10%에 수렴한다고 발표했다. 즉, 나이가 많을수록 뇌졸중을 극복하지 못하여 사망하는 경우가 많고, 젊을수록 극복하는 경우가 많다는 내용이다. 뇌졸중은 나이 구분 없이 발생하지만, 사망률은 고령일수록 높다.

(3) '뇌졸중에서 뇌경색과 뇌출혈이 차지하는 비율'에 관하여 질병관리청(2022)은 뇌경색이 약 75%, 뇌출혈이 약 25%라고 발표했다. 뇌졸중이 많이 발생하는 평균연령은 52~80세라고 한다. 단일 상병이 아니라 뇌경색과 뇌출혈이 동시에 발생하는 경우도 있는데, 뇌경색과 뇌출혈은 치료의 방법은 정반대이기 때문에 더욱 위험할 수 있다. 막힌 혈관을 뚫기 위하여 치료하면 뇌출혈이 심해지고, 뇌출혈을 막기 위해 치료하면 뇌경색이 심해지기 때문이다.

(4) 질병관리청(2022)은 '뇌졸중 발병 후 6개월이 지난 시점에 발생한 후유장애'에 관하여 1만 명을 대상으로 2차례 조사하였다. 결과는 다음과 같다.

　– 운동기능 장애(1차 조사 48%, 2차 조사 43%)
　– 우울 장애(1차 조사 49%, 2차 조사 36%)

---

3) 뇌졸중의 개념 등 1부 1장의 내용 참조

- 언어기능 장애(1차 조사 46%, 2차 조사 29%)
- 이동 기능 장애(1차 조사 34%, 2차 조사 31%)
- 인지기능 장애(1차 조사 31%, 2차 조사 21%)
- 일상생활 평가로서 K-MBI에 따른 장애(1차 조사 35%, 2차 조사 28%)
- 삼킴 기능 장애(1차 조사 18%, 13%)

뇌졸중 발병 후 6개월이 지난 시점에서 후유장애로 많이 나타나는 것은 '운동기능, 인지기능, 이동 기능, 우울장애'다. 호발하는 장애의 유형을 파악하고, 이 장애 유형에 관심을 가져 치료와 재활을 집중적으로 시행하는 것이 필요하다는 점을 알 수 있다.

환자와 보호자(간병인)는 치료와 재활의 기간이 길어질수록 동기부여가 떨어질 수 있다. 지피지기 백전불태의 전략을 펼치기 위해서는 동기부여에 관한 이론을 아는 것이 필요하다. 동기부여 관련 이론은 [3부]에서 자세히 살펴보도록 하겠다.

(5) 건강보험심사평가원(2019)은 '뇌졸중 환자의 입원 기간'에 관하여 요양병원, 동네 병원(1차 병원), 종합병원(2차 병원), 상급종합병원(3차 병원)의 입원 기간을 비교하였다.

'입원 기간'을 기준으로 보았을 땐, 다른 병원에 비하여 요양병원에 입원한 뇌졸중 환자의 입원 기간이 가장 길었다. 요양병원에 입원한 환자의 평균 입원 기간은 뇌출혈 환자 198일, 뇌경색 환자 196일이다. 그다음으로 입원 기간이 긴 병원은 병의원(1차 병원)이다. 이후 종합병원(2차 병원), 상급종합병원(3차 병원) 순으로 점점 입원 기간이 짧게 나타났다. 즉, 상급종합병원에서 입원하는 환자가 가장 빠르게 퇴원을 한 것이다.

'뇌졸중 시기(급성기, 회복기, 만성기)'를 기준으로 보았을 땐, 상급종합병원과 종합병원은 회복기 환자의 입원 기간이 가장 길었고, 만성기 단계로 갈수록 입원 기간이 짧아졌다. 이와 반대로, 1차 병원과 요양병원은 만성기 단계로 갈수록 입원 기간이 길어졌다.

상급종합병원, 종합병원에서 회복기 환자의 입원 기간이 긴 이유는 회복기 재활의료기관이기 때문이다. 회복기를 요양병원에서 보낼 때 문제점은 내과 치료가 어려워 구급차를 타고 다른 병원으로 이송해야 하는 점이다. 만일 이송한 병원에서도 치료가 어렵다면 또다시 다른 병원으로 이송해야 하는 긴급상황이 벌어질 수 있다. 이러한 내용이 통계에도 반영이 된 듯하다.

(6) 질병관리청(2018)은 2012년 8월부터 2015년 5월까지 조사한 대상자 7,858명 중에서 '뇌졸중 발병 후 6개월이 된 시기에 국가장애인[4]으로 등록할 수 있는 뇌 병변 장애 발생률'을 발표했다. 이 자료에서 6개월 후 뇌 병변 장애 발생률은 35.9%(약 2,800명)라고 한다. 국가장애인은 장애의 정도가 심한 장애인(중증장애인), 장애의 정도가 심하지 않은 장애인(경증장애인)으로 구분되고 그 정도에 따라 받을 수 있는 혜택이 달라진다. 질병관리청에 의하면, 2018년 국가장애인으로 등록한 사람은 35.9%이고, 장애 정도에 따른 비율은 중증장애인 17.1%, 경증 장애인 18.8%라고 한다.[5]

---

4) 장애인복지법상 장애인 등록
5) 개정법 시행령 이전의 국가장애인 등급으로 1∼6급이라고 조사하였으나 현행 법령에 맞추어 중증, 경증으로 구분하여 덧셈하여 산정하였다.

(7) 질병관리청(2019)은 '뇌졸중 증상 발생부터 전국 각지에 있는 뇌 심혈관질환 센터에 도착하는 소요 시간'에 관해 조사하였다. 뇌졸중은 발병 후 4.5시간 안에 치료를 시작하여야 심각한 후유증을 예방할 수 있으므로 뇌 심혈관질환 센터까지 걸리는 시간은 중요하다. 조사 결과, 병원마다 도착 시간이 3.7시간에서 10.6시간으로 편차가 크게 발생하였다. 이송 시간은 뇌졸중의 심각성에 따라 시간이 다르기도 하다. 뇌졸중 증상이 심할 때는 보통 3시간 이내에 내원하여 적절한 치료를 받았지만, 증상이 가벼운 경우에는 센터별로 약 5시간~14시간에 내원하여 적절한 조기 치료를 받지 못하였다고 한다.

즉, 뇌졸중의 정도가 심각한 경우에는 곧바로 병원에 갔지만, 그렇지 않은 경우에는 그러려니 하고 넘겼다가 상태가 심해져 병원에 간 시간이 늦어진 것이다. 심각하지 않은 뇌졸중을 심각하게 만들 수 있다.

뇌졸중 발생 이후 골든타임은 매우 중요하다. 그러나 현실은 골든타임을 지키기가 어렵다. 119 구급대와 병원의 연계성이 떨어져 골든타임을 준수하는 데 어려움이 있기 때문이다.

뇌졸중 환자를 이송하는 119구급대원은 신속한 치료를 위하여 이송 중에 미리 준비할 수 있도록 병원에 연락하지만, 연락이 닿지 않는다고 한다. 설문 대상자인 구급대원 339명 중에서 15% 정도만 병원과 연락이 닿아 신속한 치료로 연계되는 경험을 하였다고 한다.

119 구급대와 병원의 연계성이 떨어지는 이유로는 이송 시간이 너무 짧은 점, 병원 인력이 부족한 점, 담당 전문의에게 직접 연락이 불가한 점, 구급대원이 판단하기에 증상이 애매하여 연락이 부담되는 점, 사전 연락을 하는 시스템이 복잡하고 불편한 점, 사전 연락을 시도하다 현장 처치를

해야 하는 점, 이송 시간이 지연되는 점, 그 병원에 관한 정보가 부족한 점 등으로 나타났다.[6]

내원 시간을 줄이기 위해서 첫 번째로 뇌졸중 환자는 F.A.S.T 캠페인을 적극적으로 실천하여야 하고, 의료 행정은 구급대와 병원의 연계, 병원과 병원의 연계를 높여 원스톱 의료 서비스를 구축하는 것이 필요하다고 생각한다.

---

6) 질병관리청, 2021년

6. 합병증, 제대로 알고 가자

뇌졸중은 병변이 발생한 뇌 위치와 심각성에 따라 장기간 지속되는 합병증을 유발할 수 있다. 이 합병증은 뇌졸중 환자의 삶과 일상생활에 큰 영향을 미치기 때문에 같이 알아보고자 한다.

(1) 마비, 경직, 구축

①'마비'는 뇌졸중의 대표적인 합병증이다. 급성기 뇌졸중 환자의 약 80% 이상에서 마비 증상을 보인다는 보고가 있을 정도로 매우 흔한 합병증이다. 주요 특징으로는 하반신의 마비보다 상반신의 마비가 더 심하고, 회복 속도가 느리다는 점을 들 수 있다. 마비로 인해 오랜 기간 관절의 움직임이 부족하게 되면 경직, 구축과 같은 신체 변화가 발생한다.

②'경직'은 근육의 문제가 아닌 '신경계'의 문제이다. 척수가 보내는 신호를 뇌가 듣지 못하여 척수가 뇌의 역할을 대신하려는 것이다. 척수는 뇌의 역할을 온전히 수행하지 못한다. 경직으로 인한 근육 손상을 예방하기 위하여 굳어 있으라는 신호를 보내기 때문에 경직이 발생하는 것이다. 경직이 무서운 점은 구축을 유발한다는 점이다.

③'구축'은 관절 주변 피부, 신경, 혈관, 근육, 기타 조직의 길이가 짧아

지는 현상을 의미한다. 구축은 경직과 혼용되어 사용될 수 있으나 명백히 다른 개념이다. 경직은 '뇌'의 문제이고, 구축은 '근육'의 문제인 점에서 큰 차이가 있다. 이와 관련하여 [2부]에서 다루도록 하겠다.

(2) 어깨 통증 및 아탈구(부분 탈구)

'어깨 통증 및 아탈구' 역시 대표적인 뇌졸중의 합병증이다. 주요 원인은 어깨 부위의 근육 약화, 경직, 구축 등에 의하여 발생한다. 어깨 통증을 유발하고, 팔의 가동 범위를 제한시키는 것이 특징이다. 아탈구라는 것은 근육 약화로 인해 위팔 관절이 부분적으로 탈구된 것을 의미하는데 주로 편마비 환자에게서 흔히 발생한다.

(3) 낙상

낙상은 뇌졸중으로 인해 자주 발생하는 문제로서 의도하지 않게 넘어지는 것을 말한다. 낙상이 위험한 이유는 엉덩관절 골절, 뇌출혈 발생 가능성, 독립적인 생활 제한, 두려움으로 인한 활동 위축을 유발하기 때문이다.

2023년 국가통계포털에 의하면 낙상이 발생하는 장소는 '주거지'가 가장 많았다(31.2%). 대부분 낙상은 뇌졸중으로 입원했던 환자가 퇴원하고 거주지로 돌아간 후, 한 달 이내에 발생한다. 주된 원인은 병원과 다른 환경 때문이다. 퇴원 후 집으로 돌아온 뇌졸중 환자의 절반 이상은 실내에서 낙상을 경험한다. 낙상에 관한 구체적인 내용은 [2부]에서 다루도록 하겠다.

(4) 우울증

①우울증은 뇌졸중 환자에게서 가장 많이 발생하는 합병증이다. 뇌졸중 발생 후 일상생활에 적응하려는 환자의 심리 상태에 서서히 부정적인 영

향을 미치는 것이 특징이다. 기분 조절을 담당하는 뇌 영역에 직접적인 타격을 입어 발생한 결과다. 우울증이 나타난 뇌졸중 환자는 재활, 치료 활동에 대한 흥미를 잃고, 기력이 저하되며, 수면 장애, 불안 장애를 경험하는 경우가 많다. 나아가, 가족과 간병인에게도 우울증이 전염될 수 있으므로 적절한 시기에 우울증 관련 치료를 받는 것이 필요하다.

②서울장애인지원센터(02-6949-3133), 건강가정지원센터(1577-9337), 집 근처 정신건강증진센터 및 정신건강의학과, 복지로(129)에 전화하여 상담을 받아보는 것이 도움이 될 수 있다. 우울 증상이 너무 심각해지기 전에 미리 알아차리는 것이 중요한데, 만약 환자 또는 가족이 우울해 보인다면 다음과 같은 방법을 참고하길 바란다.[7]

- 걱정이 된다고 말이나 행동으로 표현해 주기
- 시간이 걸리더라도 나아질 거라는 희망적인 말해 주기
- 기분을 전환할 수 있는 다양한 활동에 참여하도록 권하되 조급하게 강요하지 않기
- 슬퍼하거나 무기력하고 짜증을 내더라도 비난하지 않기
- 힘든 점을 충분히 들어주고 이해와 공감을 하되 섣부르게 충고하지 않기
- 심리상담 또는 필요한 경우 약물치료를 받도록 적극적으로 권유하기
- 혹시라도 자살과 관련된 징후가 보일 때 의사와 간호사 등 주변 의료진에게 반드시 알리기

뇌졸중 환자에게는 다양한 원인으로 우울증이 나타날 수 있다. 우울증

---

7) 이하 내용은 보건복지부 국립재활원 자료 참고

은 전염이 되기도 하고, 간병한다는 자체로 우울증이 유발될 수 있으므로 가족 간병인도 우울증에 대해 주의를 기울일 필요가 있다.

(5) 배뇨 및 배변 장애

배뇨 및 배변 장애는 배뇨 운동신경계에 발생한 장애를 의미한다. 보통 도뇨를 사용하는 경우가 많으므로 요로감염으로 이어진다. 소변을 배출해주지 않으면 요실금이 발생하거나 배뇨근의 손상이 발생할 수 있다.

따라서, 요로감염, 요실금, 배뇨근을 예방하기 위하여 급성기 뇌졸중 환자는 4시간에서 6시간마다 도뇨로 배뇨를 해주어야 한다.

도뇨 관리는 어떻게 하는 것이 좋을까. 뇌졸중 환자가 스스로 배뇨하게 되면 도뇨의 횟수를 줄이고, 잔뇨가 100~150ml 이하로 감소하면 도뇨를 중지하는 것이 좋다. 유치 도뇨관을 사용하는 경우 요로감염의 주요 원인이 되기 때문에 가급적 사용을 피하는 것이 좋고 불가피하게 사용하는 경우 주의를 요한다.

회복기, 만성기에 있는 뇌졸중 환자의 절반 가까이 되는 환자가 빈뇨, 요실금을 경험한다. 그 원인이 불완전한 배뇨에 의한 것인지, 배뇨량 자체가 적은 것인지에 따라 치료 방향이 달라질 수 있으므로 담당 전문의와 필수적으로 상의해야 한다. 배뇨 장애에 관한 구체적인 내용은 [2부]에서 다루도록 하겠다.

(6) 욕창

욕창은 뇌졸중 환자의 약 10%에서 발생한다. 대부분 와상 중인 급성기 뇌졸중 환자, 당뇨나 말초 혈관 질환[8]이 동반된 환자, 요실금이 있는 환자,

말기 환자에게 자주 발생한다. 욕창 예방을 위해서는 2시간마다 체위를 변경하는 것이 필요하다. 요실금이나 변실금이 있는 경우 피부를 소독해야 하고 건조하게 관리해야 한다. 욕창의 단계는 4단계로 1단계는 피부 발적(빨갛게 부어오르는 현상), 2단계는 표피 또는 진피가 손상, 3단계는 피하조직 손상, 4단계는 근막·근육·골조직 손상으로 구분된다. 욕창에 관한 치료는 비수술적 치료와 수술적 치료로 구분된다. 욕창에 관한 구체적인 내용은 [2부]에서 다루도록 하겠다.

(7) 발작

발작은 급성기 뇌졸중 환자 일부에게 발생하는 합병증이다. 출혈성 뇌졸중(뇌출혈)이나 대뇌의 피질이 손상되었을 때 발생하고 뇌졸중의 상태가 심각할수록 나타날 가능성이 커진다. 치료는 대부분 약물 치료로 조절이 된다고 하지만 다른 약물과의 중복 복용이 위험할 수 있으므로 담당 전문의와 필수적으로 상의하여 약물을 복용해야 한다.

(8) 연하장애(삼킴곤란)

연하장애(삼킴곤란)는 뇌졸중 환자에게 흔히 나타나는 합병증 중 하나다. 삼킴을 조절하는 근육이 약해지거나 마비되어 음식물과 액체를 삼키는 데 어려움을 겪는 것이 특징이다. 급성기 뇌졸중 환자의 절반 정도가 연하장애를 경험하며 이 중 상당수는 회복이 더뎌 장기적인 합병증으로 이어지기도 한다.

연하장애는 흡인성 폐렴, 영양 결핍, 탈수 등 심각한 합병증으로 이어

---

8) 팔, 다리로 가는 동맥이 좁아지거나 혈류 공급이 원활하지 않은 상태로 무증상이거나, 다리 저림, 감각 이상, 피부 변화 등 증상이 발생한다.

질 수 있다. 자주 발생하는 상황은 음식이나 물을 삼킬 때 기도로 들어가는 경우다. 음식이나 물이 폐로 들어가 흡인성 폐렴을 유발하고 뇌졸중 환자의 사망률을 높이게 된다. 연하장애의 증상은 음식을 삼킬 때 기침하는 것, 숨을 못 쉬는 것, 음식물을 삼키는 데 시간이 오래 걸리는 것, 음식을 삼킨 후 목소리가 흐리게 변하는 것, 식사 후 가래가 생기는 것, 호흡곤란이 발생하는 것이다.

7. 치료와 재활, 아는 것이 힘!

(1) 뇌졸중 치료, 재활의 중요성

뇌졸중 치료, 재활은 뇌졸중 회복에 있어 필수적이고 매우 중요하다. 이를 통해 뇌졸중 환자는 다시금 독립적으로 삶을 살아갈 수 있고, 삶의 질을 높일 수 있기 때문이다.

저자의 고객 중 30대 후반인 뇌졸중 환자의 사례를 소개하고자 한다. 그는 뇌졸중을 겪은 뒤 감정 조절 기능에 타격을 입어 분노가 많았고 편마비도 심한 상태였다. 뇌졸중 초기에는 우울증도 발생하여 재활도 열심히 하지 않았었다. 그러나, 어느 일을 계기로 관점을 바꿔 높은 강도의 훈련과 재활을 시작하였다. 그리고 그의 핸드폰 배경 화면, 침대 머리맡에는 동기부여와 관련된 사진, 글귀로 가득 찼다. 그 결과, 편마비가 상당히 호전되어 지팡이 없이 혼자서 걷고, 운전도 직접 할 정도로 독립적인 삶을 살고 있으며, 취업을 준비하고 있다.

뇌졸중 치료도 골든타임이 중요하지만, 회복도 골든타임이 중요하다. 힘든 마음을 이겨내고 재활에 큰 집중을 할 필요성을 느끼게 된 사례다.

(2) 뇌졸중 치료, 재활의 핵심

뇌졸중 재활의 핵심이 되는 단어는 무엇일까.

바로 신경 가소성(neuroplasticity)이다. 쉽게 말해, 뇌가 스스로 변하고 회복하는 능력을 의미한다. 앞서 저자는 뇌를 우리나라 지도로 비유하였다. 뇌에는 크고 작은 지역(예컨대, 신도림동, 평택동)이 있고, 이 지역들을 연결하는 도로나 고속도로가 있다. 그런데 뇌졸중이 발생하면 일부 지역이 손상되고, 그곳을 오가던 도로도 막히게 된다.

이때, 신경 가소성은 낡고 끊어진 도로를 다시 보수하고, 새로운 길을 만들어 연결하는 역할을 한다. 완전히 손상된 뇌 부위와 아직 살아 있는 경계 영역이 신경 가소성을 통해 다시 이어지면서, 경계 영역이 손상된 뇌의 기능을 대신하게 되는 것이다.

결과적으로, 신경 가소성이 활발하게 일어나면 잃어버린 신체 기능을 되찾을 가능성이 커진다. 그래서 뇌졸중 급성기와 회복기에는 적극적인 재활과 치료가 매우 중요한 것이다.

(3) 뇌졸중 시기 구분의 기준은 무엇인가

급성기, 회복기 뇌졸중의 시기를 어떤 기준으로 구분해야 할까.

①급성기와 회복기의 구분에 관하여 발병 후 며칠, 몇 개월 등 '시간'을 기준으로 구분하는 입장이 있다. 예컨대, 뇌졸중 발생 후 24시간 이후를 회복기로 구분하는 경우다.

②반면, 뇌졸중이 발생한 환자가 아무런 치료, 재활하지 않았음에도 '스스로 회복하는 시점'을 기준으로 구분하는 입장도 있다.

뇌졸중 재활의 핵심이 '신경 가소성'이고, 신경 가소성은 회복 시기에 가장 활성화되는 점을 고려한다면, '②'를 기준으로 구분하는 것이 적합해 보인다.

스스로 회복한다는 의미는 예를 들어, 뇌졸중 후 냄새를 못 맡던 환자가 냄새를 맡기 시작한 경우, 손가락을 움직일 수 없던 환자가 손가락을 움직이기 시작한 경우, 기억 상실이 있던 환자가 기억이 돌아온 경우가 있다. 이런 증상이 있다면 신경 가소성을 최대한 끌어내도록 재활에 집중해야 한다.

(4) 건측, 환측의 구분 그리고 학습된 비사용

뇌졸중으로 인하여 마비가 발생한 경우, 상대적으로 건강한 쪽을 '건측'이라고 하고, 상대적으로 마비가 심한 쪽을 '환측'이라고 한다.

예를 들어, 뇌졸중이 발생한 후 왼쪽 팔과 다리에 마비가 심하게 왔고 오른쪽 팔과 다리에는 미약한 정도로만 마비가 온 경우에는 왼쪽 부위가 '환측'이고 오른쪽 부위가 '건측'이다. 이 개념은 뇌졸중 재활과 회복을 이해하는 데 중요하다.

후유증으로 편마비가 발생하였을 때 '환측' 부위가 제대로 기능하지 않더라도 환측 부위에 관한 재활을 꾸준히 해야 한다. 그러나, 현실은 그게 어렵다. 우리나라 의료체계는 환측에 관한 재활을 소홀히 하고 '건측'에 재활을 집중하는 경향이 있다. 그 이유는 뇌졸중 환자가 퇴원하여 일상생활에 빠르게 복귀하는 측면에 초점을 두기 때문이다.

이 경우 '건측'은 많은 재활을 통하여 신경 가소성이 활성화되어 세포들끼리 재연결, 재구성되지만, '환측'은 아무런 자극이 없거나 있더라도 약하기 때문에 재연결, 재구성되지 않는다. 그래서 환측 부위의 회복이 어려운 것이다. 이를 '학습된 비사용'이라고 한다.

학습된 비사용은 일상생활에서 어떻게 나타날까. TV 채널을 바꾸기 위해서 리모컨을 집어 조작하는 상황을 가정해 보자. 뇌졸중 환자는 기능에 이상이 있는 '환측' 손 대신 보다 건강한 '건측' 손으로 리모컨을 집어 조작하려 할 것이다. 그리고 건측 손으로만 물을 마시고 핸드폰도 만질 것이다.

그러다 보면, 환측 부위의 손은 점점 사용하지 않게 되고 환측 부위 손과 관련된 뇌 부위는 점점 약해질 것이다. 환측 부위를 사용하지 않는 습관을 학습해 버린 것이다.

뇌졸중으로부터 완전히 죽은 부위 인근에는 경계영역이 있다. 살아남은 뇌 부위인 경계영역을 회복하기 위하여 신경 가소성을 계속 유발해야 한다. 그 방법은 경계영역과 관련된 신체 부위를 꾸준히 사용하는 것이다. 경계영역과 연결된 신체 부위를 사용하지 않으면 계속 죽어갈 것이다. 처음에 완전히 죽어버린 뇌 부위처럼 말이다. 이 내용이 바로 학습된 비사용이다.

업무상 질병으로 보상금을 받은 저자의 뇌졸중 고객 중에는 학습된 비사용을 극복하고 신경 가소성의 혜택을 본 고객이 있다. 반면에 심한 우울증과 좌절감으로 인해 살아있던 경계영역의 뇌 부위가 결국 사멸하여 그 상태가 고정된 고객이 있다. 눈 앞에서 학습된 비사용의 극복 사례와 극복하지 못한 사례를 겪은 것은 매우 안타까운 경험이다. 독자께서는 학습된 비사용을 극복하시길 바란다.

(5) 학습된 비사용의 극복

'학습된 비사용'을 극복하기 위해서는 어떤 재활 방법이 있을까. 보통 학습된 비사용은 회복기(아급성기)보다 '만성기'에 더 자주 발생한다. 만성기 환자는 회복기 의료기관에서 퇴원하고 거주지로 가거나 요양기관으로 간다. 이러한 환경에서는 환자 본인뿐만 아니라 의사, 작업치료사 등도 '환측' 부위의 신경 가소성에 충분한 신경을 기울이기 어렵기 때문에 만성기에 호발하는 것이다.

학습된 비사용을 극복하는 방법은 만성기를 부정하는 마음가짐, 운동연상, 전기자극, 건측 제한 치료, 근육의 짧아지는 증상 방지(구축 방지), 거울 치료법, 재활학과 전문의에게 간절하게 상의하기 등이다.

①우선, 뇌졸중 환자 스스로 만성기를 부정하여야 한다. 그리고 만성기를 극복할 새로운 전략을 수립하여야 한다. 뇌졸중은 회복의 끝이 없으며 신경 가소성이 상실된 기능을 회복시켜 줄 것을 믿어야 한다. 만성기 이후에도 꾸준히 재활하여 뇌졸중을 극복한 수많은 사례가 있다.

유명한 사례는 뇌 과학자 질 볼트 테일러의 사례다. 뇌졸중을 경험한 그녀는 걷기, 말하기, 읽기, 쓰기 능력을 상실했었다. 만성기에 들어선 그녀는 신경 가소성의 힘을 굳게 믿고 무려 8년 동안 높은 강도의 재활에 최선을 다하였다. 그 결과, 그녀는 뇌졸중을 극복하여 2008년에 TED에서 강연하여 유튜브에서 2,000만 회 이상의 조회수를 기록하였고, 2008년에 본인의 경험을 담은 책을 출판하여 뉴욕 타임스 베스트셀러가 되기도 하였다.

②'운동 연상'은 실제로 물리적인 활동을 하는 것이 아니라, 뇌졸중을 겪지 않았던 때의 건강한 신체를 떠올려 환측 부위를 어떻게 움직일지 머릿속으로 시뮬레이션하는 것이다. 비록, 손가락, 발가락을 움직이기 위해 신호를 주고받는 말초신경계나 근골격계에 실제로 움직임이 발생하지 않지

만, 마치 움직임을 수행하는 것처럼 이미지를 떠올리는 것이다. 운동 연상으로 뇌 부위가 활성화된다는 내용의 연구가 많다. 시간과 장소에 구애받지 않는 방법이니 적극적으로 활용하시길 바란다.

③뇌졸중 후 '전기자극'을 통해 통증 감소, 근육 형성 등 다양한 목적을 달성할 수 있다. 최근 연구에 의하면, 마비 증상이 매우 심해 근육을 전혀 움직일 수 없는 상황에서도 전기자극이 뇌에 좋은 영향을 준다고 한다. 전기자극은 경직을 감소시키고, 환측의 감각을 회복하는 데 도움이 되고, 혈류를 개선해서 혈액순환을 돕고, 근육 강화에 도움이 된다. 회복기 시기뿐만 아니라, 만성기 이후에도 꾸준히 받는 것이 좋을 것이다.

④'건측 제한 치료'는 상대적으로 건강한 팔과 손에 제한을 두고 뇌졸중 후 상대적으로 더 마비가 심한 환측으로만 생활하는 것이다. '건측 제한 치료 시간'에 대하여 1일 6~8시간씩 또는 3~5시간씩 수행하는 것이 좋다. 연구 결과에 의하면, 건측 제한 치료가 학습된 비사용 현상을 극복하는 데 큰 도움이 된다고 한다. 다만, 다리 부위에 건측 제한 치료를 진행할 때는 낙상 등 부상의 위험이 있으니 다리는 지양하고, 팔과 손에 집중하여 수행하는 것이 좋다. 회복기 의료기관에서 퇴원하기 전, 치료사에게 건측 제한 치료 방법을 익히길 권장한다.

⑤근육 자체가 짧아지는 '구축'은 발생한 이후에는 석고로 고정하는 치료 등을 받거나 심할 때는 수술을 받아야 한다. 이는 만성기 뇌졸중 환자가 신경 가소성의 위대한 힘을 활용하는 데 걸림돌이 될 것이다. 구축을 방지하기 위해서는 회복기 시기에 꾸준히 재활하고 치료받고 스트레칭을

하는 수밖에 없다.

⑥'거울 치료법'은 신경 가소성에 기반한 재활 방법이다. 뇌졸중 환자가 건측 부위를 거울로 보면서, 마비된 환측 부위가 마치 움직이는 것처럼 인식하여 신경 회복을 촉진하는 것이다. 여러 연구에 의하면 거울 치료법은 상체의 기능 회복에 큰 효과를 나타낸다고 하며, 만성기 이후에도 거울 치료법이 효과가 있다고 발표했다.

회복기 의료기관에서는 거울 치료법을 사용한다. 그러나, 법정 회복기 재활 기간인 6개월 이후, 퇴원한 환자를 대상으로 거울 치료법 등을 관리해 주는 병원은 없는 듯하다.

⑦재활의학과 전문의에게 간절하게 상의하라는 의미는 네 가지로 설명이 가능하다. ⑦-1.정보의 편재성이 있기 때문이다. 재활의학과 전문의는 지속해서 최신 재활 기술과 치료 방법을 습득하고 이를 환자들에게 적용하여 재활의 효율성을 높일 수 있으나, 환자 개인은 그렇지 않다. ⑦-2.뇌졸중 환자마다 손상된 뇌 부위와 손상의 정도가 다르므로 맞춤형 재활을 수행하는 것이 필요한데, 재활의학과 전문의는 최적의 재활 방법을 제시할 수 있기 때문이다. ⑦-3.뇌졸중 환자에게 기능, 언어, 인지, 시각 장애 등 복합적인 장애가 발생하였을 때 여러 관점에서 재활 방법을 고려하여야 한다. 전문의는 치료 전략을 수립하고 다양한 치료사에게 치료 방침을 줄 수 있기 때문이다. ⑦-4.재활의학과 전문의도 사람이어서 에너지는 한정되어 있다. 그렇기에 간절하게 보이는 사람에게 한 번이라도 더 신경을 쓸 것이라는 심리적 관점이다. 예컨대, 재활을 통해 회복하고자 하는 높은 의지를 보이고, 환측 손으로 피아노를 치고 싶다는 등 구체적인 목표를 희망하는 것이다.

(6) 반복연습과 재활 시간

신경 가소성을 극대화하기 위해서는 어떻게 해야 할까. 신경 가소성을 극대화하는 방법으로 입증된 것 중 하나가 '반복연습'이다. 즉, 어떤 동작을 반복하여 잘 수행하도록 연습하는 것이다. 반복연습을 통해 신경 가소성을 충분히 끌어내려면 집중력과 끈기가 필요하다.

하지만, 뇌졸중 환자 대부분은 인지능력과 집중력이 떨어진 상태일 수 있다. 그래서 간병인, 가족, 치료사의 역할이 중요하다. 뇌졸중 환자가 목표대로 반복연습을 수행할 수 있도록 동기부여를 유지하는 역할을 수행해야 한다.[9]

반복연습은 얼마나 해야 할까. 이에 관하여 얼마나 반복하라는 식의 연구는 없다. 그 이유는 뇌졸중 환자 상태에 따라 반복연습의 최소 요구치가 다르기 때문이다. 산발적으로 연구된 내용은 최소 300회 이상 반복하라는 내용의 연구, 400회 이상 반복하라는 연구, 1,200회 이상 진행하라는 연구만이 있을 뿐이다. 그러나, 실제 뇌졸중 환자가 반복연습을 하는 횟수는 '약 30회'에 그친다고 한다. 이 횟수는 턱없이 부족하다.

어느 교수는 현행 의료체계의 문제점을 짚으며, 재활과 관련된 중재 시간이 짧기 때문에 신경 가소성을 유발하기에 부족하다고 한다. 의료체계를 바꾸기 어렵다면, 상대적으로 바꾸기 쉬운 환자와 간병인의 마음가짐을 바꿔야 한다. 병원에서 재활을 세심하게 챙겨주지 못한다고 하더라도 적극적으로 의료진에게 질문하고 현재 재활 성과에 관하여 피드백을 받아 개선하는 등 적극적인 마음가짐이 필요하다.

---

9) [2부] 내용 참고

반복연습 시 참고할 점은 미세하게 움직이는 것에 불과할 때에도 아주 조금이라도 움직인다면 반복연습을 통해 그 움직임이 점차 나아진다는 것이다. 그러므로 그 미세한 움직임을 가능한 최대 한계까지 해보는 것이다. 매번 한계에 부딪히며 어려운 동작을 최대한도까지 움직이는 것은 괴로울 것이다. 그러나 그 열매는 달 것이다.

이때, 주의할 점은 모든 동작을 합쳐서 반복 횟수를 세는 것이 아니라는 점이다. 반복 횟수(300회 등)는 하나의 동작을 의미한다. 예를 들어, 손목을 손바닥 방향으로 굽히는 동작 하나를 하루에 300회 이상 하는 것이다. 운동선수가 되었다는 마음으로 재활에 임하자.

(7) 우리나라 뇌졸중 재활 제도의 아쉬운 점

우선 현행 제도의 문제점은 무엇일까. 우리나라 뇌졸중 재활에는 다양한 방법들이 있다. 건측 제한 치료, 연상 운동, 거울 치료, 기능적 전기자극치료, 신경 근육 자극치료, 반복연습, 과제 지향 훈련, 동작 관찰 훈련 등이다. 그러나, 이런 좋은 재활 방법은 병원에서만 주로 이루어진다.

집에서 거주하며 가끔 통원 치료를 받으러 가는 만성기 뇌졸중 환자의 경우, 집에는 재활 관련 기계가 없고, 이를 대체할 전문적인 지식도 없다. 병원의 치료실에서만 받았던 치료 방법들이 실제 그 뇌졸중 환자의 가정환경과 맞지 않으므로, 환자의 동기부여가 줄고 재활을 열심히 하지 않게 되어 신경 가소성 효과가 감소하는 것이다. 이 점이 가장 큰 문제점이다.

다양한 연구에서 만성기 시기의 환자가 제도, 재활시설, 치료사, 의료진 부족 등의 문제로 재활에서 소외됨을 지적한다. 병원에서 퇴원하여 가정으로 돌아온 후 병원에서 받던 수준의 재활을 지속하기가 어렵다는 것이 주요 내용이다.

이따금 일부 지자체에서는 가정방문 작업치료 사업이나 가정환경 수정 사업[10]을 기간제로 수행하였으나, 지속할 수 있는 복지 제도로서 운용이 되지 않고 있다. 다양한 연구에서 뇌졸중 환자를 위한 사회서비스의 연계가 부족하고 제공하는 내용도 부실하다는 측면에서 지적한다.

이해관계가 얽히고설켜 제도 설립과 시행이 어려운 것으로 보인다. 저자의 바램은 정부 주도하에 작업치료와 관련된 면허 보유자(전공의, 전문의), 자격사(작업치료사, 언어치료사 등)에게 '가정방문 재활'과 관련된 업무를 수행케 하고 그 실적을 토대로 이익을 제공하는 순환 구조를 설립하는 것이다.

가정방문 재활의 효과와 관련하여 다양한 해외 연구에서도 뇌졸중 재활은 실제로 거주하고 있는 가정에서 진행하는 것이 효과가 더 높다고 한다. 국내 다양한 연구에서도 사회적 비용 관련하여 긍정적인 효과를 언급한다. 환자가 장기간 치료를 받고 재활하는 동안 가족들의 부담이 증가하고 사회 전반의 비용도 증가하므로, 개인의 문제로 접근하기보다는 사회적인 측면에서 서비스 도입이 필요하다는 것이다.

만성기 환자가 퇴원하고 집으로 돌아온 뒤에 노출되는 큰 위험은 낙상이다. 연구 결과, 대부분의 낙상 사고는 뇌졸중 환자가 퇴원 후에 집으로 돌아간 뒤 한 달 이내에 발생하며 그 비중은 자그마치 3분의 2 이상이다. 이는 병원과 다른 주거 환경 때문에 낙상 위험이 커지는 것이다. 낙상의

---

10) 재활 전문가가 뇌졸중 환자의 집에 방문하여 뇌졸중 재활에 필요한 환경인지 분석하고 재활 환경에 맞게 수정하는 작업

위험을 줄이고 예방하기 위해서 '가정방문 재활 서비스'가 필요하다. 가정환경 수정을 통해 환자의 생활 습관을 파악하여 낙상의 위험성을 줄이도록 가정의 환경을 수정하고, 낙상과 관련된 안전 체크리스트를 제공하여 뇌졸중 환자가 체크리스트 작성을 함으로써 낙상을 예방할 수 있기 때문이다.

가정방문 재활 사업의 만족도 측면에서도, 가정 재활 프로그램에 참여한 뇌졸중 환자, 보호자 모두 만족도가 높았다. 병원이 아니라 가정에서도 매일 재활 운동을 할 수 있기에 성취감도 높았고, 신체기능 향상에 관하여도 만족감이 높았다. 따라서, 사회적인 관점에서 가정방문 재활 서비스가 필요하다.

그러나, 현재 가정방문 재활 서비스는 사회적인 관점이 아니라 사업가적 관점에서 가정방문 재활 서비스를 제공하는 측면이 대부분이다. 다시 말해 경제적인 여유가 있는 뇌졸중 환자는 개인적으로 비용을 내고 병의원으로부터 서비스를 받고 있지만, 경제적인 여유가 없는 뇌졸중 환자는 유료 서비스를 이용하지 못한다. 이를 개선하기 위해서는 사회적인 관점의 기업, 지자체, 병의원, 기관 등의 유기적인 연동이 필요할 것으로 보인다.

8. 당신을 위한 복지혜택, A to Z

뇌졸중이 발생한 이후로 뇌졸중 환자가 받을 수 있는 혜택은 무엇이 있을까. 우선 복지혜택과 관련된 기관을 알아보자. 크게 국가, 민영기관, 병원이 있고, 구체적으로는 국민건강보험공단, 국민연금공단, 근로복지공단, 각 지역의 행정복지센터, 각종 공공기관, 민간기관, 의료기관이다. 일부 복지 제도는 별도 신청이 없더라도 자동 적용되지만, 대부분 복지 제도는 담당 기관에 직접 또는 대리인을 통해 진행할 때만 혜택을 받을 수 있다(신청주의). 법률 전문가가 아닌 일반인이 복잡한 법률 해석과 행정 절차에 대응하기는 어렵기 때문에 한계점이 있다.

행정복지센터 등 담당자가 직접 챙겨 주는 경우도 있는데 완전히 믿을 수 있을까. 복지 제도마다 차이점은 있지만, 절차의 복잡성, 그 복지혜택을 적용할지 말지에 관한 판단여지가 있는 점, 법률 관련 지식의 부재, 밀린 업무가 많아 담당자가 신경을 쓰기 어려운 점 등을 이유로 누락되는 권리가 발생할 수 있다.

저자는 직업병 보상을 전문 분야로 활동하는 노무법인의 대표로서, 뇌졸중 사건에 관한 보상을 진행할 때 담당 기관의 엉성한 처리로 인하여 불이익을 입을 뻔한 뇌졸중 환자의 사건을 대리한 바 있다.

구체적인 복지 제도의 종류는 다음과 같다. ①업무상 질병에 따른 산재 보험급여, 장애인복지법상 장애인 등록, 장애연금, 장애인 연금, 장애인 활동 지원 급여, 노인장기요양보험법상 장기요양등급, 기초생활수급자, 긴급 복지 의료비 지원, 재난 긴급의료비 지원, 본인 일부 부담금 산정 특례, 본인 부담 상한액 사후환급금, ②상병수당, 특별현금급여(가족요양비), 간호간병통합서비스, 사회복지공동모금회 지원금, 차상위 본인 부담 경감 대상자 지원사업, ③성남시 1인 가구 간병비 지원, 경남 고성군청 뇌질환 정밀 검사비 지원사업, 서울시 대소변 흡수 용품 구입비 지원사업, 장흥군 뇌병변장애인 위생용품 지원, 순천시 장애인 위생용품비 지원, 평창군 뇌병변장애인 대소변 흡수용품 구입비 지원사업, 장애인스포츠 강좌 이용권, 장애인 콜택시, 장애인 이동봉사, 장애인 셔틀버스, 무료 장애인 운전 교육, 장애인 취업 지원, 장애인 직업훈련, 장애인 보조기구 대여 및 제작, 장애인 주거 지원사업, 장애인 체육회, 장애인 관련 여행사, 장애인 종합복지관, 노인종합복지관, 보건소, 재활 체육센터, 장애인자립생활센터, 영주 적십자병원의 뇌졸중 무료 검진 사업 등이 있다.

더 나열하자면 더 많을 것이다. 이 중에는 지속적이고 안정적으로 운영되는 제도도 있고 기간제로 운영되었던 제도도 있을 것이다. 이러한 제도들의 요건, 혜택, 주의 사항을 명확하게 알고 신청하여 혜택을 봐야 하는데 여간 쉽지 않아 보인다. 이와 관련된 좀 더 구체적인 내용은 [2부]에서 다루도록 하겠다.

9. 뇌졸중 극복 사례 소개

(1) 판매 업무를 하다가 갑자기 쓰러진 50대

가전제품을 판매하던 매장에서 관리자로 근무해 온 50대 남성 김석만 (가명) 씨는 20년 동안 같은 일을 한 베테랑이다. 최근 코로나로 인해 매장에 방문하는 고객의 수가 줄어 매출이 이전만큼 나오지 않아 고민이 많다. 점심시간에도 밥을 먹다가 방문객이 오면 판매 영업을 위하여 식사를 중단할 정도로 매장 매출 관리에 신경을 많이 쓰고 있다. 휴일을 반납하고 매장에 매일 같이 출근하여 일을 한 지도 꽤 되었다.

2022년 가을에 뇌졸중이 발생한 김석만 씨는 뇌졸중 발생 3개월 전부터 동료와 가족에게 피로가 많고 근육통도 있고 어지러움이나 두통이 있다고 말을 해왔다. 뇌졸중 발생이 있던 날 가족과 기분 좋게 식사하고 집에서 휴식을 취하던 때 가족들은 집에서 우당탕 소리를 듣게 되었다. 가족들이 놀라 황급히 소리가 난 곳으로 가보니 김석만 씨는 바닥에 누워 얼굴이 일그러지고 팔은 마비가 되어 있었다. 김석만 씨와 가족은 구급차를 타고 근처 큰 병원에 갔고, 뇌경색, 뇌내출혈을 진단받아 치료를 시작했다.

김석만 씨는 뇌졸중 발생 후 3~4주 이후에 깨어났는데 섬망증세가 있어서 가족은 많이 힘들어했다. 힘 조절이 어려워 조금만 몸부림을 치면 가족도, 간호사도 휘청휘청하였다. 소변줄, 콧줄, 링거 등 줄이란 줄은 다 달고 있는 상태에서 넘어지기라도 하면 큰일 날 수 있기에 간호사분들과 제압하고 움직이지 말라고 몸을 묶기도 하였다. 기저귀를 채우면 다 풀어 헤쳐서 시트에 소변을 보는 것도 잦아 간호사분들이 시트를 자주 교체해야 했다. 이때 김석만 씨의 가족들은 미안한 마음에 심적으로 많이 위축되었다고 한다. 이후 기저귀를 중간 크기에서 큰 크기로 바꾸었는데 김석만 씨가 잘 못 풀어 헤쳐서 시트에 소변을 보는 횟수가 줄었다고 한다.

이후 간호·간병 통합 서비스가 되는 병동으로 옮겼는데 코로나 시기여서 면회가 너무 어려웠다. 그래서 목욕만이라도 가족이 직접 할 수 있도록 요청하기도 했다. 이 시기가 지나고 가족이 김석만 씨를 직접 간병하였을 때 콧줄을 떼고 음식물을 직접 먹었는데 삼킴장애가 있어 병원에서 나오는 식사의 반도 못 먹었다고 한다. 김석만 씨는 조금씩 말라갔다. 뇌졸중 이전과는 다르게 신경질도 많이 내고 독자적으로 행동하는 게 많아져 가족들도 힘들었다.

김석만 씨의 가족은 뇌졸중 복지에 대해 알아보기 시작했고, 우선으로 근로복지공단에 업무상 질병에 관한 보험급여를 받기 위해 노무사를 선임하였다. 근로복지공단은 정부의 행정기관이니 잘 해결될 거 같았다. 그런데 공단에서는 김석만 씨의 실제 업무환경을 조사하는 것이 아니라 회사에서 제출한 서류만을 조사하고 판정해서 업무상 질병이 아닌 것으로 판정을 받을 뻔했다. 선임한 노무사가 직접 조사를 수행하였고 이 내용을 토대로 산재로 인정받아 보험급여를 받아 생활에 큰 도움이 되었다고 한다.

병원비는 실비 보험에 가입한 게 있어 보험으로 처리하였는데, 건강보험공단에서 운영하는 긴급재난비, 본인부담상한제 등에 대해 모르고 있었다고 한다. 병원에서도 이를 알려주지 않아서 아쉬움을 토로하였다. "사전에 알았다면 좋았을 텐데요."라고 말끝을 흐리었다.

회복기 시기의 김석만 씨의 몸 상태는 편마비가 굉장히 심했고 인지장애, 우울증이 심한 상태였다. 뇌졸중 발생 후 2년이 지난 지금은 편마비가 상당히 호전되었지만, 인지장애나 우울증의 호전이 더뎌 재활에 관한 반복연습을 이전처럼 하기 어려운 상황이다. 김석만 씨의 가족분들이 건강한 마음으로 곁을 지켜주고 있으므로 김석만 씨의 만성기 이후 재활도 분명 긍정적일 것으로 생각한다.

끝으로 김석만 씨의 가족은 다른 뇌졸중 환자의 가족들에게 본인의 경험에 비추어 조언을 해주었다.

①보호자도 사람인지라 자기만의 시간을 갖는 것이 매우 중요하다고 한다. 직접 간병하는 경우 하루 종일 붙어 있으므로 혼자만의 시간을 갖기 어려운데 물리치료를 받는 2시간 동안 활용을 해보라고 한다. 이때 유산소 운동을 하였는데 심신 안정에 큰 도움이 되었다고 한다.

②병원에서 뇌졸중 환자에게 음료수를 주는 경우가 있는데 가끔 알맹이가 든 음료수를 줄 때가 있다고 한다. 삼키지 못해 삼키는 게 어렵기 때문에 병원에서 준다고 곧이곧대로 먹였다간 큰일이 날 수 있으므로 주의를 하라고 한다.

③뇌졸중 환자가 안절부절못할 때는 요로감염을 의심해 보라고 한다. 김석만 씨의 가족은 김석만 씨가 소변줄을 달고 있을 때 안절부절못하기에 이상하다고 느껴 검사를 요청하니 요로감염을 진단받았다고 한다.

④김석만 씨가 상태가 많이 좋아지고 나서 김석만 씨의 가족은 가벼운 운동을 같이 하였는데 특히 좋아하는 운동이 있고 재밌어하여 재활에 큰 도움이 되었다고 한다. 이처럼 어떤 운동을 좋아하는지 파악하고 같이 운동하면 재활에 도움이 될 것이라고 한다. 김석만 씨는 공원에 앉아 발만 움직이는 운동을 특히 좋아한다.

(2) 로봇 AS 기사에게 찾아온 뇌졸중

30대 초반 남성 박찬성(가명) 씨는 전국에 있는 로봇을 수리하는 기사로 전국 여기저기를 운전하고 다니는 업무를 수행하였다. 100명 이상의 회사에 재직하였으나 같은 업무를 수행하는 동료가 없고 상급자도 없어 회사 내 모든 일을 혼자 수행하며 근무 일정도 혼자서, 문제 해결도 스스로 해야 하는 고충이 있었다. 가끔 KTX를 타고 지방에 가기도 하였지만 KTX 역에서 현장까지 대중교통이 불편하였기에 거의 직접 운전하였다고 한다.

뇌졸중 발생 전 주 금요일에 업무를 수행하던 박찬성 씨는 대구에서 일을 마치고 서울로 복귀하려던 길이었다. 컨디션이 너무 좋지 않아 회사에 보고한 뒤에 대구에서 하루 더 묵게 되었다. 그다음 날인 토요일에 서울로 운전을 하며 복귀하는 길에도 컨디션이 너무 좋지 않았고 집에 도착하자마자 바로 잠을 청하였다. 이게 박찬성 씨의 전조증상이었다. 하지만 그는 몰랐다.

어느 현장에 가서 다른 직무의 동료들과 협업하여 일을 하고 있었는데 어지럼증을 약하게 느끼던 박찬성 씨의 몸이 갑자기 고꾸라졌다. 1분 정도 의식을 잃은 박찬성 씨는 당황스러웠지만 일을 해야 했기에 정신을 차리고 나사를 드라이버로 조이는 일을 하였다. 이상하게 나사는 헛돌기만 하였고 의아스러웠지만 박찬성 씨는 무덤덤하게 넘어갔다. 점심시간이 되어 점심을 먹으러 가는 길에 의자에 발이 걸려 쉽게 넘어졌으나 무덤덤하게 넘어갔다. 점심을 먹으며 피로감을 호소하는 박찬성 씨에게 동료들은 그러다 말 것이라며 방관하였고, 박찬성 씨는 평소에 느끼지 못한 화를 갑자기 느끼게 되었다. 인제 와서 보면 이것도 전조증상이었을까.

며칠 후 친구와 약속이 있어 친구를 만나 그간 있었던 일을 말한 박찬성 씨는 진지하게 응급실에 가야 할 것 같다는 친구의 말에 구급차를 불러 응급실에 방문하였다. 2023년 늦겨울이었다. 이상하게 응급실 침대에 누운 그때부터 손이 안 움직이고 오른쪽 팔, 다리가 마비된 느낌이 들기 시작했다. 그렇게 술을 즐겨 하지도 않고 담배도 피우지 않던 박찬성 씨는 허혈성 뇌졸중을 진단받았다.

신촌 세브란스병원으로 이송한 박찬성 씨는 나흘 동안 중환자실에서 치료받았는데 수술이나 시술을 받지 않았다. 친구의 조언 덕분에 늦지 않게 병원의 방문한 덕에 심각한 상태는 아니었고 뇌출혈의 위험이 있어 혈전용해제를 사용하지 않았다. 그럼에도 오른쪽 팔, 다리에 편마비 증상이 심하였고 이런 증상이 눈에 보여서 속상한 마음에 제일 힘들었다고 한다.

30대 초반의 비교적 젊은 뇌졸중 환자였기에 뇌졸중에 걸렸다고 하더라도 적극적인 재활을 통해 뇌졸중 후유증을 비교적 수월하게 극복할 수 있다고 한다. 박찬성 씨가 그러했다. 뇌졸중 이후 2개월 동안 재활을 열심히 받은 결과 놀랄 만큼 회복이 많이 되었다고 한다. 박찬성 씨가 재활에 매진할 수 있었던 이유 중 하나로는 부모님의 역할이 크다. 첫 6주 동안 편마비가 심해 움직이지 못할 때 박찬성 씨의 부모님이 전적으로 옆에 계시며 생활을 도와주었고 뇌졸중으로 인하여 젊은 나이에 일을 하지 못하게 된 그에게 일을 아예 하지 않아도 상관없다, 우리가 그 돈 없다고 굶어 죽는 것은 아니지 않냐, 너무 강박 갖지 말아라, 라는 말을 해준 것이다. 이것이 큰 위로가 되고 힘이 되어 심적으로 안정감을 느끼게 되었다고 한다.

박찬성 씨는 산재로 인정받은 뇌졸중 재해자로 병원비를 산재에서 충당하였다고 한다. 다른 복지 제도들에 대해 현재 배우고 싶은 것이 있어 그 일에 더 집중하려고 하여 더 신경을 쓰지 않으려고 한다. 대부분의 행정 제도는 직접 청구를 해야만 그 제도를 이용할 수 있다. 뇌졸중 환자와 보호자가 이런 일들을 챙기기엔 정신이 없을 텐데 말이다.

뇌졸중이 발생하고 1년이 넘은 지금. 박찬성 씨는 등산도 다니고 헬스장에서 철봉도 하고 계곡에서 다슬기를 잡을 정도로 많이 호전된 상태라고 한다. 이렇게 발전하기 위해 최대한 짜고 자극적인 음식을 안 먹으려고 했고 하루에 운동을 4시간 이상 했다. 다만 1년 6개월 정도 지난 시점에서 회복되는 속도가 점점 느려지고 있어 아쉬운 마음이 든다고 한다. 5년이 지나서도 10년이 지나서도 뇌졸중을 극복한 사례가 있으니, 끈기와 힘을 가지시길 바란다.

마지막으로 박찬성 씨는 뇌졸중 환자에게 다음과 같은 조언을 한다.

①뇌졸중이 발생한 이후에는 그 전의 신체, 상황으로 돌아갈 수 없다는 것을 직시하고 수용하는 태도가 정말 중요하다고 생각한다. '나는 왜 이게 안 되지?'라는 마음보다는 '그래. 나는 다쳐서 안 되는 거야'라고 인정하는 용기가 필요하다고 한다.

②근육은 무조건 계속해서 사용해야 상태가 나아지므로, 계속 움직여줘야 한다. 재활 전문 병원에서 재활을 받을 때는 병원에서 알아서 재활

프로그램을 진행해 주기 때문에 그대로 따라 하면 된다. 그러나 퇴원한 이후에는 누가 챙겨주지 않기 때문에 계속 운동하기 위한 마음과 행동력이 필요하다고 한다.

(3) 왕좌의 게임의 배우 에밀리아 클라크

에밀리아 클라크는 〈왕좌의 게임〉에서 대너리스 타르가르옌 역을 맡고, 〈미 비포 유〉에 출연한 유명인이다. 첫 뇌졸중 당시 24세였던 클라크는 빡빡한 일정으로 인해 평소 상당한 스트레스를 느꼈다고 한다. 거기다 유명 작품에 출현하여 얻은 인기로 인해 엄청난 압박감을 느껴왔고 여기다 지속적인 해외 일정과 식단 관리, 높은 강도의 운동으로 인해 피로감이 높았다고 한다.

클라크는 어느 날 심한 두통을 경험하였지만 대수롭지 않게 여겼다. 아니나 다를까. 2011년 운동을 하기 위해 체력 단련실에 갔는데 그날따라 머리가 너무 아파 라커룸에 들어갔고 머리가 조각나는 듯한 극심한 통증을 느끼며 몸에 마비가 왔다. 그렇다. 뇌졸중이 발생하였고 그녀는 출혈성 뇌졸중을 진단받았다. 그리고 2013년에 더 심한 뇌졸중이 재발하여 수술적 치료를 받게 되었다. 병원 생활을 하던 그녀는 심한 통증, 언어장애, 마비 증세 등을 경험했으나 〈왕좌의 게임〉 등 배우로서 일을 꾸준히 하였다. 이런 과정이 오히려 신경 가소성을 활성화했을까.

그녀는 뇌졸중을 치료하는 기간 사람들이 자신의 이름을 기억하지 못할 것 같고, 앞으로 연기를 하지 못할 거라는 생각에 죽고 싶다고 하였다. 그러나 그녀는 이에 굴복하지 않고 여러 번의 수술과 다양한 재활을 통해 뇌졸중을 극복하여 〈미 비포 유〉, 〈터미네이터〉 등에 출연하며 배우로서 삶을 이어 나갔고 자신의 뇌졸중 경험을 담은 책을 쓰기도 했으며 뇌졸중 환자를 돕는 자선 단체 'SameYou'를 설립하기도 했다. 그녀는 뇌졸중 환자에게 회복력의 중요성을 강조하고 주변 사람들에게 도움을 적극적으로 청할 것을 조언한다. 뇌졸중 회복은 깊은 인내와 주변의 도움을 통해 가능하기 때문이라고 한다.

2부

환자와 보호자를 위한
100문 100답

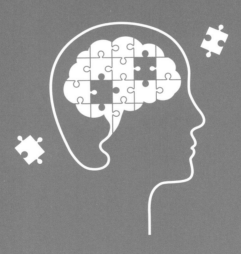

1.

뇌졸중 산재.
직업병으로 국가보상
받을 수 있을까?

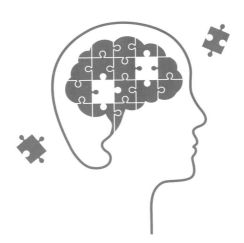

도움이 필요하신 분을 위한 QR코드

(1) 산재의 정의는 간단하다. 업무상 사고, 업무상 질병, 출퇴근 시 발생한 재해 3가지를 종합하여 산재라고 한다.

①업무상 사고는 일하다가 발생한 사고로 입은 부상을 의미한다. ②업무상 질병은 과로, 스트레스 등으로 인해 발생한 뇌심혈관계 질병, 허리, 무릎 등 근골격계에 발생한 질병, 이명이나 청력 손실이 나타나는 난청, 폐질환, 암 등 업무와 관련된 모든 질병을 의미한다. ③출퇴근 재해는 출근, 퇴근 중에 발생한 모든 재해를 의미한다. 예를 들어 출근 중에 발생한 자동차 사고로 인하여 뇌졸중이 발생한 경우가 있다.

산재로 인정받는 뇌졸중은 주로 출, 퇴근 중에 교통사고로 발생한 뇌졸중, 일을 하다가 머리를 크게 부딪쳐 발생한 뇌졸중, 과로나 스트레스로 인하여 질병의 성격으로 갑자기 생긴 뇌졸중이 있다.

(2) 산재 신청과 관련하여 산재는 고용노동부가 일을 맡아서 주관하고 근로복지공단이 고용노동부로부터 위탁받아 운영하기 때문에 근로복지공단에 신청하는 것이다.

구체적으로 뇌졸중이 발생했을 때 근무하던 회사의 주소지를 관할하는 공단 지사에 청구하면 된다. 예를 들어, 서울시 금천구 가산디지털단지에서 근로자에게 뇌졸중이 생기면 근로복지공단 서울 관악지사에 신청하는 것이다.

산재는 몇 가지 특징이 있다.

(1) 나라에서 운영하는 공보험이다. 개인이 가입하는 사보험과는 성격이 다르다.

(2) 사보험에서는 그 사람의 잘못을 따져 손해를 배상하지만, 공보험인 산재는 그 근로자의 과실을 따지지 않는다. 예를 들어, 배송 업무를 하던 근로자가 헬멧을 제대로 착용하지 않은 상태에서 교통사고를 낸 경우, 사보험에서는 과실을 따져 배상액이 적어지지만, 산재에서는 과실을 따지지 않기 때문에 그대로 보상을 받을 수 있다.

(3) 사보험에서는 그 사람의 나이, 직종, 그 직장에서 근무한 기간 등 여러 조건을 고려하여 배상액을 산정하지만, 산재는 정률 보상 방식으로 근로자의 나이, 직종, 그 직장에서 근무한 기간 등 여러 조건을 고려하지 않고 그 근로자의 평균임금으로 보상금을 산정한다.

(4) 사보험은 개인이 보험금을 납부하지만, 산재는 사업주가 100% 보험금을 납부한다.

(5) 사보험은 개인이 가입할지 말지 선택을 할 수 있지만, 산재는 그 사업장에서 일을 하면 무조건 가입하여야 하고 가입하지 않았다고 하더라도 가입한 것으로 본다.

정답부터 말하자면, 이전과 달리 뇌졸중으로 산재를 신청하여도 회사의 산재보험료, 즉 경제적인 부담이 발생하지 않는다. 2019년 1월 1일부로 업무상 질병으로 인정받았을 때 회사에서 산재보험료를 부담케 하지 않고, 나라에서 부담하는 방식으로 변경되었기 때문이다. 산업재해 발생 실적에 따라 산업재해보상보험의 보험료를 할증하게 하는 것은 산업재해 은폐의 유인이 되기 때문에 모든 업무상 질병은 회사에 피해를 주지 않는다.

그러나, 산재, 그중에서도 직업병 전문 공인노무사로 여러 해 동안 활동하고 있는 저자의 입장에서는 법과 현실의 괴리를 느낀다. 2019년 1월 1일자로 회사에 부담을 주지 않는 방식으로 법이 바뀐 지 벌써 5년이 넘었지만, 아직도 대부분 사업주는 업무상 질병(직업병)을 신청한다는 사실 자체를 부정적으로 바라보는 경향이 대부분이다.

원청-하청 관계에서 일부 원청이 하청을 선정하는 방식으로 업무상 사고, 직업병, 출퇴근 재해가 얼마나 발생하였는지 모두 포함하여 하청을 선정하기 때문에, 하청을 운영하는 사업주는 바뀐 법에 따라 산재보험료가 오르지 않더라도 계약을 따내지 못하는 불이익이 발생할 수 있기 때문이다.

그러나 위 사례처럼 해당 사항이 없는 대부분 사업주는 경제적인 피해가 없어서 부정적인 반응을 보일 필요가 없음에도 불구하고 번거롭고 피곤하다는 식으로 부정적인 반응을 보이기도 한다.

중요한 점은 사업주가 도와주면 좋지만, 도와주지 않아도 직업병 보상을 받는 것이 가능하다는 것이다. 그리고 2019년에 법이 바뀜으로 인해 회사가 부담하는 산재보험료 부분이 사라졌다는 것이다. 따라서 산재 신청은 회사에 피해가 없다는 점을 인지해 주시기를 바란다.

우선 산재로 인정받아야만 산업재해보상보험법에서 제공하는 혜택을 받을 수 있다. 과로, 스트레스, 교통사고, 사고, 출퇴근 재해 등을 이유로 뇌졸중이 발생하여 산재로 인정받았을 때 요양급여(병원비), 휴업급여(월급), 장해급여, 직업재활급여, 간병급여, 유족급여, 장례비 등 혜택을 받을 수 있다.

(1) 요양급여, 요양비

쉽게 말해 병원에서 쓴 치료비다. 요양급여는 2가지로 나눠서 볼 수 있다. ①산재 승인 결정이 나온 이후부터 산재로 인정받은 기간이 종결될 때까지 자동으로 적용되는 요양급여, ②산재 신청부터 산재 결정 사이에 사용한 병원비를 돌려받는 요양비다.

'뇌졸중 산재의 소요 기간'은 산재 신청부터 산재 결정까지 대략 4~6개월 정도 걸리기 때문에 그사이에 사용한 병원비를 돌려받는 것이다.

이때, 모든 병원비를 돌려받는 것은 아니고 '급여 항목'만 산재에서 지급된다. 건강보험에서 비급여 항목은 산재보험에서도 비급여 항목으로 생각하기가 쉽다. 따라서 필요에 따라 산재 치료를 받는 병원에 비급여 항목은 최대한 하지 말아 달라고 요청하거나, 개별요양급여 제도를 통해 비급여 항목의 치료비를 지원받도록 청구해 볼 수도 있다. 이때, 건강보험의 사후 환급금과 중복하여 받을 수 없어서 문제가 생겼다면 QR코드를 통해 저자에게 연락을 해주시기를 바란다.

요양급여는 요양 기간 동안 받을 수 있는 혜택이다. 그렇다면 요양 기간은 어떻게 늘려야 할까. '진료계획 제출'이라는 제도로 연장할 수 있다. 진료계획 제출에서 중요한 점은 '요양'에 해당한다는 법리적, 의학적 해석이다. 이에 관하여 후술하도록 하겠다.

(2) 휴업급여

쉽게 말해 월급이다. 산재 환자는 치료받는 동안 일을 하지 못하기 때문에 나라에서 주는 월급을 받을 수 있다. 다만 원래 받던 월급을 모두 받는 것이 아니라 70%만 받는다. 그리고 하루 일당이 30만 원, 40만 원이라고 하더라도 정률 보상 방식(질문 02 참조)에 의해 정해진 한도 내에서만 받는다.

휴업급여는 2가지로 나뉜다. ①취업 치료가 가능한 경우의 휴업급여, ②취업 치료가 불가능한 경우의 휴업급여다. 취업 치료란 일을 하면서 치료를 받는 것을 의미하는데, 취업 치료가 가능하면 병원에 간 날, 입원한 날만 휴업급여가 나오고, 취업 치료가 불가능하면 병원에 가지 않고 집에서 요양하고 있어도 휴업급여가 나온다.

(3) 장해급여

산재로 인정받은 그 상병이 더 나빠지지도, 더 나아지지도 않을 때는 산재 요양이 끝나게 된다. 이때 그 상태에 관하여 장해 판정을 하고 그 장해에 따라 보상금을 지급하는 것이다. 장해는 쉽게 3가지로 나눌 수 있다. ①신체 기능에 문제가 생기는 기능적 장해, ②신체 일부가 없어지거나 짧아지는 등 기질적 장해, ③신경 통증 등 문제가 있는 경우의 장해로 생각하는 것이 쉽다. 뇌졸중의 경우 보통 기능적 장해와 신경 통증의 장해로 보상금을 받는다.

장해급여는 한번에 모든 돈을 받는 일시금이 있고 사망 시까지 받는 연금이 있는데 연금으로 받는 것이 보상액이 훨씬 크다. 대략 5년 동안 연금을 받으면 일시금으로 받은 돈을 추월하기 때문이다. 다만 연금을 선택하였을 때 장해등급 재판정 제도로 인하여 장해등급이 하락하는 때도 있는데 연금이 줄거나 끊길 수도 있다. 그렇다고 하더라도 일시금을 선택했을 때의 보상금만큼 보장되기 때문에 손해는 없다.

뇌졸중 환자의 경우 장해급여를 신청할 때 모든 장해에 관하여 종합적으로 판단되어야 한다. 그 때문에, 요양 기간 중에 적절한 판단과 조치를 하여야 한다. 왜냐하면 산재는 법에서 진행하는 제도이고, 사실관계에 대한 법의 해석과 적용이 중요하기 때문이다. 따라서 산재 전문인 노무사, 변호사를 선임해야 한다. 그 이유는 산재를 전문으로 하는 전문가들은 법의 해석과 적용에 관한 달인일 뿐만 아니라, 의학에 관한 학습을 꾸준히 하여 그 환자의 상태에 적절한 법리적 접근을 하기 때문이다.

(4) 유족급여, 장례비

유족급여는 뇌졸중 환자가 산재로 인정받은 뇌졸중과 관련되어 사망하였을 때 남은 유족에게 지급되는 보상금이다. 장해급여와 마찬가지로 일시금 또는 연금으로 선택할 수 있고, 마찬가지로 연금을 선택하는 것이 훨씬 유리하다. 유족급여를 받는 우선순위는 생계를 같이 하는지가 중요하지만 배우자, 자녀, 부모, 손자녀와 조부모, 형제자매이다.

장례비는 장례에 들어가는 비용만 보상하는 때도 있지만 사망한 근로자의 유족이 직접 장례를 치를 때에는 120일 치 임금이 지급된다.

이외에도 간병급여, 상병보상연금, 직업재활급여 등이 있다. 간병급여,

상병보상연금은 환자가 중증도의 상황일 때 지급되는 것이고, 직업재활급여는 12급 이상의 장해가 있을 때 지급하는 혜택이다. 실무적으로는 더 복잡하고 다양하지만 간략하게 설명해 드리기 위하여 요약, 압축하였다. 각보험급여는 상황에 따른 대처가 필요하므로 선임한 노무사 또는 변호사에게 문의하시기를 바란다.

'질문 04'에서 언급한 진료계획 제출과 관련된 답변이다. 산재에서는 '치유'라는 개념이 있다. 일반적인 단어에서 치유는 치료의 개념이다. 그러나 산업재해보상보험법에서 치유라는 단어는 부상이나 질병이 완치되거나 아무리 치료해도 그 상태가 고정인 것을 의미한다. 즉 더 나빠지지도, 더 나아지지도 않는다는 것이다. 법의 단어는 일반 상식과 다른 경우가 종종 있다.

'치유' 상태가 되면 요양은 끝내는 것이 원칙이다. 내가 지금 계속 아프다고 해서 요양을 계속할 수 있는 것이 아니라는 것이다. 간혹 저자의 고객분들께서는 내가 아픈데 왜 산재 연장이 안 되냐는 질문을 주실 때가 있다. 이런 경우 대응은 '치유가 아니다'라는 것을 입증해야 한다.

첫 번째로 병원 원무과 담당자, 주치의를 설득해야 하는데 이분들은 병원 행정과 의학의 최고 전문가들이지만 법의 해석과 적용에서는 그렇지 않기 때문에 설득이 필요하다. 이들을 설득하여 근로복지공단에 요양 연장을 신청하였으면 두 번째로 근로복지공단 행정 처분에 대응하여야 한다. 연장한 기간을 전부 인정하면 대응할 것이 없지만 기간을 단축해서 인정하거나 불인정하면 대응해야 한다.

그러나, 진료계획 제출 제도 역시 법과 현실의 괴리가 존재한다. 산업재해보상보험법은 의료기관이 '요양' 기간을 연장할 필요가 있으면 연장 신청을 하여야 한다고 규정한다. 즉, 현재 상병의 상태가 나아지거나, 나빠지고 있으면 진료계획 제출을 통해 요양 기간을 연장할 것을 신청(의무)하여야 한다는 것이다. 그러고 나서 근로복지공단이 요양 기간을 연장할 것인지, 적정 요양 기간은 얼마나 될지 판단할 수 있다.

현실과의 괴리는 '요양'에 관한 법 해석과 적용이 엄격하게 적용된다는 점이다. 이 경우, 요양에 관한 법 해석, 그 환자의 상태를 고려하여 병원을 설득하고 근로복지공단의 행정 처분에 대응해야 한다. 그래서 법정 대리인이자 산재 전문가인 노무사, 변호사의 도움이 필요한 것이다.

산재를 인정받은 뇌졸중 환자들은 언제까지 요양을 받았을까? 저자의 고객분들의 사례로 보면 6개월~2년 정도이다. 뇌졸중 정도에 따라 다르겠지만 뇌졸중은 재활을 열심히 하면 계속해서 상태가 나아지기 때문에 '치유' 상태가 아니기 때문이다. 간혹 치유 상태가 아님에도 불구하고 요양을 끝내고 장해 판정을 받는 때도 있다.

산재는 행정청의 처분에 따른 결과다. 이를 설명하는 이유는 산재가 '행정'이라는 것을 알아야 절차에 관한 설명이 이루어지기 때문이다. 산재는 행정이기 때문에 산업재해보상보험법 이외에도, 행정 기본법, 행정절차법, 민원 처리에 관한 법률이 적용된다.

우리나라 행정은 '행정청에 처분을 구하는 신청은 문서로 하여야 한다'라는 행정절차법에 따라 신청해야만 그 효과를 볼 수 있다. 즉, 뇌졸중으로 산재에서 보호받으려면 행정청인 근로복지공단에 신청해야만 보호를 받을 수 있지, 근로복지공단이 알아서 처리해 주지는 않는다는 것이다.

뇌졸중 산재 절차는 다음과 같은 절차로 이루어지고, 신청부터 결과가 나오기까지 대략 4~6개월 정도 소요된다.

(1) 산재 신청을 위해 필요한 입증자료 수집 및 정리로서, 소견서, 재해 경위, 기저질환, 생활 습관, 평소 건강 상태, 업무상 부담 요인, 관련 의견서, 입증자료 등 서류를 준비하는 과정이다. '질문 09'에서 더 자세히 언급하도록 하겠다.

(2) 앞 단계에서 준비한 서류를 근무하였던 사업장을 관할하는 근로복지공단 지사에 산재 신청을 하는 과정이다.

(3) 해당 지사의 담당 직원이 서류 검토하는 과정으로서, '(1)'의 서류가 준비되지 않은 것이 있는지, 주장하는 내용이 무엇인지 등을 근로복지공단 업무 지침에 맞게 정리하는 과정이고 근로복지공단 내부에서 진행되는 과

정이다.

(4) 해당 지사의 담당 직원이 재해조사를 하는 과정으로서, 재해자 또는 대리인 노무사 또는 변호사가 주장하는 내용에 관하여 직접 재해조사를 하는 과정이다. 그러나 실무적으로는 근로복지공단 담당 직원이 맡은 업무량이 워낙 많다 보니 회사가 제출한 자료로만 재해조사를 하는 경우가 있다. 이 과정에서 빠지는 정보, 잘못 전달되는 정보들이 '재해조사서'에 담기는 경우가 간혹 있다. 이때에는 재해자가 직접 또는 선임한 대리인(노무사, 변호사)이 있다면 대리인이 탐정처럼 현장도 나가고, 필요한 진술을 확보하고, 연구자료도 분석하여 대응하는 것이 필요하다(저자의 경험담).

(5) 업무상질병판정위원회 심의 과정으로서, 앞선 단계에서 근로복지공단 직원이 작성한 재해조사서를 바탕으로 6명의 위원, 1명의 위원장으로 구성된 업무상질병판정위원회에서 이 사건 뇌졸중이 산재인지, 아닌지 판단하는 과정이다. 이때 재해자, 대리인이 출석하여 서류나 구두로 진술하고 위원들의 질문에 답변하기도 한다. 위원은 의사, 변호사, 노무사, 대학 조교수 이상, 기타 전문가로 구성된다.

(6) 마지막으로 결과가 나오며 마무리가 된다. 산재로 인정받으면 각종 보험급여를 최대한 많이 받을 수 있도록 다양한 대응이 이루어져야 하고, 산재로 인정받지 못하면 행정심판 과정을 거치게 된다. 행정심판은 고용노동부 절차, 국민권익위원회 절차, 감사원 절차 중에 선택해서 진행할 수 있다.

산재는 기본적으로 '근로자인 사람, 근로자였던 사람'이 신청할 수 있다. 산업재해보상보험법 자체가 근로자의 업무상의 재해를 신속하고 공정하게 보상하고 근로자 보호에 이바지하는 것을 목적으로 제정되었기 때문이다.

예외적으로 근로자가 아니어도 보호하는 경우가 있다. 바로 ①노무 제공자 등, ②돈을 내고 산재보험에 가입한 사업주이다.

'노무 제공자 등'이라는 개념이 생소할 수 있는데 보험설계사, 택배원, 골프장 캐디, 대리기사, 화물자동차 기사, 방과후학교의 과정을 담당하는 강사, 플랫폼 종사자(배달의 민족 등) 등을 의미한다. 이들은 사업주와 수직적인 관계에 있는 근로자 형태는 아니지만 대각선의 관계를 띄고 있으므로 특별하게 보호하는 것이다.

'돈을 내고 산재보험에 가입한 사업주'는 300명 미만의 사업을 운영하는 사업주를 말한다. 1인 사업을 하는 사업주는 근로자와 달리 근로복지공단에 산재보험 가입을 신청하여야만 산재보험에 가입할 수 있다. 마치 사보험처럼 말이다.

산재보험에 가입하면 근로자와 마찬가지로 요양급여, 휴업급여, 장해급여, 유족급여 등 급여를 과실을 따지지 않고 받을 수 있다는 장점이 있다. 가입을 하고 싶은 경우에는 산재보험 가입신청서, 건강진단서를 제출해야 하고 보호를 받고 싶은 범위(1등급~12등급, 자영업자는 1등급~7등급)를 선택하여 그 등급에 따른 산재보험료를 매월 납부해야 한다. 많은 보상을 받고 싶으면 많은 보험료를 내고 적당한 보상을 받고 싶으면 적당한 보험

료를 내는 것이다. 산재보험료가 미납되는 경우 산재 보호를 받지 못하게
되니 참고하시기를 바란다.

산재는 기본적으로 발생 원인에 관한 직접적인 증거가 없더라도 근로자의 취업 당시 건강 상태, 질병의 원인, 발병의 원인이 될 만한 위험 요인이 있었는지 등을 살핀다. 또한, 여러 사정을 고려하여 경험칙과 사회통념에 따라 합리적인 추론을 통해 인과관계를 인정하고자 한다. 그러나, 행정 실무에서는 좀 더 엄격하게 판단하는 경향이 있다. 따라서 다양한 관점에서 입증자료를 준비해야 한다.

뇌졸중으로 산재를 신청할 때는 돌발적 사건 또는 급격한 업무환경 변화, 짧은 시간 동안 업무상 부담, 만성적인 과중한 업무로 접근하여야 한다. 세 가지 모두 입증자료를 충분히 확보해야 하는 것이 핵심이다.

(1) '돌발적 사건 또는 급격한 업무환경 변화'와 관련하여 긴장, 흥분, 공포, 놀람 등 심적인 변화, 급격한 업무환경의 변화가 있었다는 자료를 확보해야 한다. 뇌졸중 발생 전 1~2일에 있었던 모든 사건, 사고를 시간대별로 구분하여 내용을 정리하고 그 내용을 입증할 수 있는 자료를 확보해야 한다. 예를 들어, 업무와 관련하여 상사 · 동료 또는 고객과 과도한 말다툼 또는 폭행 등으로 육체적 · 정신적인 부담을 초래한 경우가 있다.

(2) '짧은 시간 동안 업무상 부담'과 관련하여 업무의 양 · 시간 · 강도 · 책임 및 업무환경의 변화 등으로 발병 전 짧은 시간 동안 업무상 부담이 증가하여 뇌혈관의 정상적인 기능에 뚜렷한 영향을 줄 수 있는 육체적 · 정

신적인 과로를 유발하였다는 것을 입증할 수 있는 자료를 확보해야 한다.

　구체적으로는 뇌졸중이 발생하기 전 7일간의 업무를 기준으로 살펴야 한다. 해당 7일 동안 이전 3개월 간의 주간 업무와 비교하여 30% 이상 증가하였거나 업무가 적응하기 어려운 정도로 바뀌었다는 점을 입증하여야 한다. 이때, 야간 근무(22시~다음 날 06시)를 한 경우에는 가산하여 계산한다.

　업무시간만 증가하였을 때는 계산이 간단하지만, 업무의 양, 책임의 변화, 휴일의 감소, 육체적 노동의 강도, 정신적 긴장의 정도 등이 변화하였을 때는 계산이 복잡해질 수도 있다. 그러나 최대한 세세하게 입증자료를 확보해야 한다.

　예를 들어, 납품 기일을 맞추기 위해 업무량을 한시적으로 늘려 업무를 수행한 경우, 육체적으로 힘든 일을 수행하지 않던 근로자가 한시적으로 힘든 육체노동을 수행하는 등의 업무강도가 변한 경우가 있다.

(3) '만성적인 과중한 업무'와 관련하여 업무의 양·시간·강도·책임 및 업무환경의 변화 등을 입증하는 것이다. 그에 따른 만성적인 과중한 업무로 뇌혈관의 정상적인 기능에 뚜렷한 영향을 줄 수 있는 육체적·정신적인 부담을 유발하였다는 것을 입증할 수 있는 자료를 확보해야 한다.

　구체적으로는 뇌졸중이 발생하기 전 약 3개월 동안 매주 60시간 넘게 근무하였다는 것을 입증하거나, 매주 52시간 넘게 근무하면서 근무 일정 예측이 어려운 업무, 교대제 업무, 휴일이 부족한 업무, 해로운 작업환경(한랭, 온도변화, 소음)에 노출되는 업무, 육체적 강도가 높은 업무, 시차가 큰 출장이 잦은 업무, 정신적 긴장, 기타 요인이 큰 업무를 수행하였다는 점을 입증해야 한다.

　이 중에서 근로 시간은 뇌졸중이 직업병으로 인정될 수 있는지 판단하는 기준 중에 가장 주요한 기준이다. 이전에는 근로 시간을 엄격하게 판단하였지만, 최근 법원뿐만 아니라 근로복지공단도 근로 시간이 부족하더라도 뇌졸중으로 인정하는 경향이 늘고 있다.

뇌졸중으로 산재를 인정받기 위하여, 필요한 자료는 정말 많다. 우선 뇌졸중 환자를 재해자로 표현하여 필요한 내용에 관하여 언급해 보겠다.

산재 신청서, 산재 소견서 또는 진단서, 의무기록 사본, 재해 발생경위서, 재해자 직업력 자료, 재해자의 키, 몸무게, 근무 일수, 소정근로시간, 연장근로시간, 연장근로 주기, 야간근로시간, 야간근로 주기, 근로계약서상 휴식 시간, 실제 휴식 시간, 휴게 장소, 휴식 시간의 보장 정도, 뇌졸중 발생 7일 전 매일 근로 시간, 뇌졸중 발생 약 3개월 전 매일 근로 시간, 직무 자율성의 정도, 흡연력 및 음주력, 평소 취미활동, 뇌졸중 발생일의 하루 일과, 뇌졸중 발생 전일의 하루 일과, 뇌졸중에 영향을 주었을 가중요인(업무환경, 사건·사고, 날씨, 중량물 취급 등), 평소 건강 상태, 가족력, 업무와 무관한 스트레스 요인, 회사와 민사 분쟁을 다투고 있는지, 회사로부터 뇌졸중과 관련한 보상(공상)을 받은 것이 있는지 등이다.

이 언급한 모든 부분에 관하여 입증할 내용과 입증할 자료를 준비하여 산재 청구를 하게 되고, 그 이후에 '질문 06'의 절차를 밟게 된다. 뇌졸중 환자 또는 가족이 이를 모두 준비하고 법적인 절차의 미비가 있는지 확인하고 대응하는 일은 상당히 어렵다. 그렇기에 산재 전문 대리인을 선임하게 되는 것이다.

　이제 뇌졸중으로 산재를 입증하기 위해서 입증자료의 중요성을 인지했을 거로 생각한다. 이러한 입증자료는 어떻게 확보할까. 우선 사업주의 도움을 받는 것이다. 근로 시간, 휴식 시간, 업무와 관련된 스트레스 요인, 업무환경, 휴일 등 근로와 관련된 자료를 보통의 경우 사업주가 가지고 있기 때문이다. 만일 사업주가 산재에 관하여 부정적인 생각할 때는 어떻게 확보할까. 뇌졸중 재해자 가족의 진술, 동료의 진술, 관계자의 진술, 의무기록 사본, 재해자의 핸드폰 위치 기록과 내용 등을 활용하여 사업주가 자료를 제출하게끔 만드는 방법이 있다.

　이외에도, 날씨는 기상청의 자료에서 볼 수 있고, 취급한 물품의 무게는 확보한 진술을 토대로 파악할 수 있다. 이외에도 작업환경측정 결과, 각종 문헌, 연구 결과, 특정 직업에서 발견되는 요인, 건강보험공단의 자료 등을 통해 확보할 수 있다.

평소에 고혈압, 당뇨, 고지혈증 같은 질환이 있는 사람은 산재가 안 되나요?

결론부터 말하자면 산재로 인정받을 수 있다. 산재는 산업재해보상보험법에서 이루어지는 법의 적용이다. 따라서 법의 해석을 하는 주요 기관인 법원, 그중에서도 대법원의 법리를 눈여겨봐야 한다. 대법원은 산재를 판단할 때 다음과 같은 견해를 밝힌다.

업무상 재해라고 함은 근로자의 업무수행 중 그 업무에 기인하여 발생한 질병을 의미하는 것이므로 업무와 질병 사이에 상당인과관계가 있어야 한다. 이 경우 근로자의 업무와 질병 사이의 인과관계에 대해서는 이를 주장하는 측에서 입증하여야 한다. 평소에 정상적인 근무가 가능한 기초 질병이나 기존 질병이 직무의 과중 등이 원인이 되어 자연적인 진행 속도 이상으로 급격하게 악화한 때에도 그 입증이 있는 경우에 포함되는 것이며, 업무와 질병과의 인과관계의 유무는 보통 평균인이 아니라 당해 근로자의 건강과 신체 조건을 기준으로 판단하여야 한다.[11]

따라서, 개인의 기초 질병으로 볼 수 있는 고혈압, 당뇨, 고지혈증이 있다고 하더라도 업무와 관련된 요인이 뇌졸중을 발생시킨 주요 원인이 될 때는 산재로 인정받을 수 있다는 것이다.

그러나, 이 법의 해석이 모든 상황에서 조건 없이 적용되는 것은 아니

---

11) 대법원 2001. 7. 27. 선고 2000두4538 판결 등

다. 왜냐하면 우리나라의 행정은 대법원의 판단에 얽매이지 않기 때문이다. 따라서 근로복지공단이 대법원의 판단과 다른 판단을 하더라도 불법이 아니기 때문에 주의하여야 한다. 실제로 근로복지공단은 법원보다 엄격하게 산재를 인정할지, 말지 판단하는 경향이 있다.

업무시간이 하루 8시간 미만으로 짧은데 뇌졸중 산재가 안
될까요?

근로 시간이 과하게 많아 뇌졸중이 발생한 것 같다면, 이를 산재로 인정
받기 위해서는 근로 시간이 많다는 점을 입증해야 한다. 현재 근로 시간이
많다는 기준은 1주 평균 52시간 초과다. 최소한 52시간은 초과해야 하고,
주5일제를 기준으로 생각했을 때 1일 10~11시간 이상은 근무를 해야 한다.

1일 10시간 미만으로 근무한 사람에게 발생한 뇌졸중은 산재로 인정받
지 못하는 걸까.

꼭 그렇진 않다. 근로 시간은 뇌졸중을 판단할 때 주요한 기준이긴 하지
만, 절대적인 기준은 아니다. 저자가 맡은 사건 중에는 뇌졸중이 발생하기
전 약 3개월 동안 매주 39시간 근로를 하였던 분이 계셨다. 배송 업무를
수행하는 분이었는데 매일 8시간만 근무하고 퇴근을 하셨던 분이다. 근로
시간이 매우 부족했지만, 다양한 가중요인에 관하여 치밀하게 준비하였고
정해진 가중요인 외에도 창의적인 접근으로 가중요인에 관하여 입증하여
뇌졸중을 직업병으로 인정받은 바 있다.

근로 시간이 뇌졸중 산재 기준에 미달하면 쉽지 않지만, 그럼에도 희망
을 가지셨으면 한다.

결론부터 말하자면 그렇진 않다. 뇌졸중은 죽상동맥경화증이 발생한 사람이 어떤 사건·사고, 스트레스의 누적 등으로 인하여 발생하게 되는데, 꼭 직장에서 발생하리란 법은 없다. 뇌졸중은 언제, 어디서 발생할지 모른다. 저자의 경험에서도 자택, 택시 안, 회사 등 다양한 곳에서 발생하였다.

특히, 사망하였을 때 의사의 소견이 내인사 즉, 신체 내적 원인에 의해 사망한 것이 명확하다고 판단된다면 뇌졸중 사망 가능성을 염두에 두고 조사하기 때문이다.

뇌졸중을 산재로 인정받았습니다. 혜택을 받으려면 회사에서 퇴사해야 하나요?

결론부터 말하자면 그렇지 않다. 산재로 혜택을 받을 때 회사에 다니고 있는지, 퇴사하였는지는 중요하지 않다. 일부 근로자분들은 산재를 받기 위해 퇴사를 하여야 한다고 생각하시기도 하고, 일부는 퇴사한 이후 찾아오시기도 한다.

오히려 퇴사하지 않는 것이 이득이 된다. 근로기준법에 따라 업무상 질병(직업병)으로 휴업한 기간은 출근한 것으로 간주하기 때문에 뇌졸중으로 일을 하지 못한 기간이라 하더라도 그 기간을 포함하여 연차 휴가권을 받을 수 있다. 또한, 퇴직금도 마찬가지인데, 퇴사하지 않았다면 뇌졸중 산재로 일을 하지 못한 기간도 퇴직금 산정 기간에 포함이 되기 때문에 다음에 퇴직할 때 더 많은 퇴직금을 받을 수 있다.

뇌졸중 산재 재해자입니다. 회사에서 공상 처리를 하자고 하는데 산재와 중복하여 받을 수 있나요?

    공상 처리는 실무적 용어인데, 회사에서 병원비, 월급 등을 낼 테니 산재로 보험급여를 받지 않도록 하는 민사 합의다. 결론부터 말하자면, 공상 처리와 산재는 중복하여 받을 수 없다. 따라서 공상 처리로 합당한 보상을 받을지, 산재 처리로 합당한 보상을 받을지 잘 선택하는 것은 중요하다.

산재 전문 공인노무사로서 저자의 개인적인 의견은 산재 처리가 훨씬 유리하다고 생각한다. 그 이유에 관하여 법리적 판단에 따라 설명해 보겠다.

우선, 사업주 측면에서의 설명이다. 공상 처리를 하는 경우 사업주는 산재 신고를 하지 않아도 된다고 생각한다. 그러나 이는 오산이다. 산재 신고를 하지 않으려고 공상 처리를 하는 경우가 많은데, 공상 처리와 무관하게 산재 신고는 무조건 신고하여야 하고, 이를 위반하는 경우 산업안전보건법에 따라 1년 이하의 징역 또는 1천만 원 이하의 벌금이 부여된다.

근로자 측면에서의 설명이다. 공상 처리를 하는 경우 대부분 합의서를 작성하는데, 민사, 형사, 행정 측면에서 이의를 제기하지 않겠다, 라는 내용을 대부분 넣게 된다. 이 경우 법적 분쟁이 발생할 수 있는데, 기본적으로 산재를 청구할 수 있느냐, 없느냐의 분쟁부터 덜 받았는지, 더 받았는지에 관한 분쟁까지 다양하다. 뇌졸중의 경우, 치료에 전념해도 시간과 에너지가 부족한데 분쟁까지 다투다 보면 더욱 힘들 수 있다.

그리고 산업재해보상보험법의 이로운 제도를 이용하기 어렵다. 사보험, 공상 처리와 다르게 산업재해보상보험법은 휴업급여, 재요양, 진료계획 제출, 추가 상병, 장해급여 등 다양한 제도를 두고 있다. 공상 처리는 보통 병원비, 월급만을 포함하기 때문에 한계가 있다. 따라서 뇌졸중 환자, 뇌졸중 환자의 가족은 제안받은 돈이 목돈처럼 보일지라도 장기적으로 더 많은 혜택을 보는 산재 처리를 할 것을 권장한다.

또한, 건강보험법은 업무상 질병으로 보상을 받게 될 때는 건강보험법에 따른 요양급여를 지급하지 않는다. 이미 지급한 경우에는 건강보험으로 혜택 본 비용을 반납해야 한다. 따라서 공상 처리가 아닌 산재 처리로 해야 골치 아픈 일을 예방할 수 있다.

건설 현장, 제조업 현장 등 근무할 때에는 추락하거나 단단한 물건과 충돌하는 상황으로 인해 뇌졸중이 발생할 수 있다. 이때 산재보험으로 보상을 받고 나서 근재보험, 단체보험 등으로 위자료 같은 추가 보상을 받을 수 있다. 그러나 근재보험 같은 경우에는 산재보험이 종결되어야 청구를 할 수 있으므로 공상 처리를 하면 근재보험 같은 혜택을 받지 못하므로 주의할 필요가 있다.

뇌졸중 산재와 국민연금공단의 장애연금을 같이 받을 수 있나요?

결론부터 말하자면 같이 받을 수 있다. 그러나 국민연금법에 따라 2분의 1로 감액된 금액으로 조정되어 장애연금을 받는다. 유족연금도 마찬가지다. 국민연금공단에서 유족연금을 받던 유족도 뇌졸중 산재로 유족급여를 받는 때에는 2분의 1로 감액된 조정 금액을 받는다.

그렇다면, 국민연금법에서 지급하는 장애연금, 유족연금을 받기 위하여 산재 신청을 하지 않는 것이 좋을까. 그렇지 않다. 국민연금 납부액 등 여러 요인에 따라 연금액이 바뀔 수는 있지만 무얼 고려하든 산재로 받는 보상금에 훨씬 못 미친다. 따라서 산재로 장해급여, 유족급여를 받고 2분의 1로 절감된 국민연금(장애연금, 유족연금)을 받는 것이 좋다.

추가로, 산재와 연계되어 있다는 이유로 국민연금이 2분의 1로 감액되거나, 손해배상이라는 이유로 최대 5년간 지급 중지가 되는 경우가 있다. 법이 잘못 적용되는 경우가 있으므로, 이에 대한 분석을 받아보는 것이 좋다. 책 날개와 본문에 수록된 QR코드를 통해 저자에게 연락하여 도움을 받을 수 있다.

뇌졸중 산재 재해자입니다. 다니는 병원을 옮기고 싶은데 (추가로 다니고 싶은데) 그냥 가면 되나요?

아니다. 그냥 가면 안 된다. 별도의 조치 없이 다른 병원에 가더라도 진료는 보실 수 있지만 산재로 병원비를 받을 수 없고 본인 부담을 해야 한다. 산재는 산업재해보상보험법에서 이루어지는 법의 적용이기 때문에 법률요건을 갖춰서 신청해야 하고 행정청인 근로복지공단의 결정이라는 처분이 있어야 한다. 뇌졸중의 경우 다음 2가지의 사례가 대부분이다.

(1) 다른 병원에서 뇌졸중과 관련된 진료, 치료, 재활하기 위하여 의료기관을 아예 변경하는 제도이다. 법에서는 '의료기관 변경 요양'이라는 제도로 명시되어 있다. 법에서는 여러 가지 법률요건을 제시하고 있지만, 실무적으로는 수월하게 변경이 가능한 제도이다.

다른 병원으로 아예 변경하기 위해서는 현재 병원의 원무과로 찾아가 '다른 병원으로 전원 신청을 하려고 한다'라는 내용을 말하면 산재 담당자분이 이해하시고 근로복지공단에 신청할 것이다. 소요 기간은 통상 1~3일이다.

(2) 현재 다니고 있는 병원이 마음에 들지만, 정신의학과, 이비인후과, 정형외과 등 다른 진료과가 없어 다른 병원에서도 산재로 등록하여 요양을 원할 때는 '추가 상병, 병행 진료'라는 제도를 활용해야 한다. 추가 상병은 간단하게 말하자면, 뇌졸중으로 인해 이미 발생하였지만, 미처 산재로 등록하지 못한 질병이나, 뇌졸중으로 인해 발생한 합병증과 같이 파생된 질

병이 있는 경우에 보호받을 수 있는 제도이다.

병행 진료는 산재 근로자가 현재 등록된 병원에 필요한 진료과가 없는 경우, 다른 병원에서 산재로 등록하여 진료를 볼 수 있는 제도이다. 병행 진료는 현재 다니고 있는 병원의 원무과 산재 담당자에게 요청하면 산재 담당자가 근로복지공단에 신청하고 통상 1~2일 이내에 결정이 된다.

이러한 제도는 한 번 신청하고 끝나는 것이 아니라 법의 절차에 따라 지속적인 관찰과 관리가 필요하다.

따라서 다른 병원에 가고 싶다고 무작정 가는 것이 아니라 산업재해보상보험법의 해석과 적용에 따라 여러 절차를 거쳐야만 한다는 점을 인지해 주시기를 바란다.

뇌졸중은 다양한 합병증이 있는데 산재에서 전부 보상받으려면 어떻게 해야 하나요?

앞서 말씀드린 '추가 상병 제도'와 연관이 있다. 추가 상병 제도를 규정한 산업재해보상보험법의 법문은 다음과 같이 명시한다.

'업무상 질병으로 요양 중인 근로자는 그 업무상의 재해로 이미 발생한 부상이나 질병이 추가로 발견되어 요양이 필요한 경우(누락 상병), 그 업무상의 재해로 발생한 부상이나 질병이 원인이 되어 새로운 질병이 발생하여 요양이 필요한 경우(파생 상병)에는 추가 상병에 대한 요양급여를 신청할 수 있다.' 즉, 뇌졸중의 합병증은 누락 상병이나 파생 상병으로 산재를 신청하여 보호를 모두 받을 수 있다는 것이다.

뇌졸중과 관련된 추가 상병 제도는 요양뿐만 아니라 장해를 판단하는 것에도 중요하게 적용된다. 뇌졸중과 관련된 모든 합병증을 산재로 인정받고 이를 종합하여 장해급여를 신청해야만 현재 건강 상태를 있는 그대로 적용하여 합당한 장해등급을 받을 수 있기 때문이다.

우리나라의 행정 특성상 혜택을 받고자 하는 사람이 모든 걸 챙겨서 신청해야 한다. 신청하지 않은 부분은 행정청이 직권으로 챙겨주지 않기 때문에 뇌졸중 산재를 처리할 때는 많은 것을 챙겨야 한다.

**뇌졸중 산재로 요양하다가 이제 요양을 종결하라고 하네요.
어떻게 해야 할까요?**

요양을 종결한다는 근로복지공단과 병원의 통보를 받는 경우 이런저런 생각이 든다. 환자로선 이제 병원비를 어떻게 해야 하나, 라는 생각이 직관적으로 들고, 대리인 노무사로선 과연 진짜 요양이 종결되어야 할까, 라는 생각이 우선으로 든다.

요양을 종결하는 것의 판단기준은 무엇일까. 일정 기간이 되면 자연스레 종결되어야 할까, 근로복지공단의 예산 상황을 고려하여 종결되어야 할까, 법리적인 해석만을 우직하게 고려하여 종결해야 할까.

정답은 명확하지 않은 듯하다. 산재는 사회보험의 성격을 지니고 있으므로 형평성이 있어야 한다.

그러나 산재는 법에서 진행하는 보험이자 보상이기 때문에 법리적 해석을 우선으로 해야 한다고 생각한다. 즉, 요양에 대한 법의 해석을 기준점으로 잡고, 의학적인 관점에서 어떤 상태에 있는지 진단하여 법률요건에 대입하여야 한다는 의미다.

'요양'에 대하여 산업재해보상보험법은 상태가 나아지거나, 호전되는 것을 의미하고 있고, '산재 종결'은 치유라는 개념으로 사용되고 있으며 치유는 질병이 완치되거나 치료의 효과를 더 이상 기대할 수 없고 그 증상이 고정된 상태를 의미하고 있다. 따라서 뇌졸중 산재를 종결하라고 안내받은 환자와 가족께서는 이런 상태에 놓여 있는지 판단해 보시거나 대리인의 조력을 받으시길 권장한다.

정말로 뇌졸중 산재가 끝났을 때 장해급여를 청구해야 한다. 장해급여를 청구할 때는 뇌졸중으로 인한 직접적인 상태, 간접적으로 나빠진 상태에 대하여 모든 것을 진단받아야 한다. 추가 상병, 병행 진료 등 제도를 활용해서 말이다.

뇌졸중은 통계에 의하면 발병 후 4.5시간 이내에 치료받지 않으면, 뇌세포가 사멸하거나 경계영역(사멸한 부위 인근의 뇌세포)이 늘어나기 때문에 신체에 문제가 더욱 많이 발생한다. 이 경우 장해의 정도가 더욱 심해진다. 산재에서 장해는 심해질수록 연금과 일시금(목돈)에서 선택하여야 하고, 연금을 선택하는 경우 '재판정 제도'가 있으므로 추후 연금, 일시금이 줄거나 늘거나 할 수 있다. 따라서 제도를 명확히 이해하고 상황에 맞게 신청하는 판단이 필요하다.

질문 22 ● 뇌졸중 산재로 치료를 잘 받고 종결하였습니다. 그러다 2년 후 뇌졸중이 재발하였는데 어떻게 해야 할까요?

산업재해보상보험법에서는 산재로 요양을 받은 사람이 재발할 때는 다시 산재로 보호를 받을 수 있게 제도화되어 있다. 다만 이를 진행하기 위해서는 3가지 요건을 모두 갖춰야 한다.

(1) 치유된 업무상 부상 또는 질병과 재요양의 대상이 되는 부상 또는 질병 사이에 상당인과관계가 있을 것
(2) 재요양의 대상이 되는 부상 또는 질병의 상태가 치유 당시보다 악화한 경우로서 나이나 그 밖에 업무 외의 사유로 악화한 경우가 아닐 것
(3) 재요양의 대상이 되는 부상 또는 질병의 상태가 재요양을 통해 호전되는 등 치료 효과를 기대할 수 있을 것

이 모든 요건을 갖추면 재요양제도를 활용하여 다시 산재로 보호를 받게 된다. 뇌졸중이 재발한 사람 역시 마찬가지다. 우리나라 행정의 특성상 법률요건에 맞는 서류, 내용을 갖춰 청구해야만 혜택을 볼 수 있다.

뇌졸중은 발병 후 신속히 치료받지 못하면 사망에 이를 수 있는 치명적인 질병이다. 질병관리청은 2021년에 발생한 뇌졸중 중의 1년 이내에 사망한 비율을 19.3%로 발표하였다. 남자 17.8%, 여자 21.1%로 여자가 남자보다 더 높게 나타났다. 뇌졸중 환자 중에 상당 부분이 사망하는 만큼 치명적인 질병이다.

뇌졸중 산재로 보호를 받으시다가, 뇌졸중이 원인이 되어 사망하신 경우에는 유족에게 유족급여를 지급한다. 여기서 유족은 배우자(사실혼 배우자 포함), 자녀, 부모, 손자녀, 조부모, 형제자매를 의미한다. 유족급여는 유족의 자격을 갖춘 자에게 지급하며, 같은 순위의 유족이 2명 이상이면 똑같이 나누어 지급한다.

유족급여는 유족보상 일시금이라는 목돈과 유족보상 연금이라는 연금으로 나뉜다. 선택할 수도 있지만 연금을 받을 유족이 없는 경우에는 일시금으로 지급하기도 한다. 장해와 마찬가지로 연금을 선택하는 것이 장기적으로 더욱 이득이 되고 약 5년이면 일시금의 액수를 따라잡게 된다. 이외에도 다양하고 깊은 내용이 있지만 직관적인 이해를 돕기 위하여 생략하도록 한다.

산업재해보상보험법은 요양급여를 받은 사람 중 치유 후 의학적으로 상시 또는 수시로 간병이 필요하여 실제로 간병을 받는 사람에게 지급한다고 규정한다. 간병 급여의 구체적인 지급 대상에 대해 장해등급 1급, 2급을 받을 정도로 심한 장해등급을 받는 경우로 한정한다. 장해등급이 1급 또는 2급이 나오려면 일상생활이 어려운 정도가 아니라 불가능한 정도로 정신적 또는 육체적 훼손이 있고 노동능력이 상실되거나 감소한 상태를 말하는 것이다.

뇌졸중 환자의 건강 상태가 산재 장해 1급 또는 2급에 해당할 때는 실제로 간병을 받은 날에 대하여 지급하게 된다.

구 분	상시간병 급여	수시간병 급여
전문간병인	44,760원	29,840원
가족 · 기타 간병인	41,170원	27,450원

이때, 상시간병 급여, 수시간병 급여 중에서 상태가 더욱 위독한 경우는 상시간병 급여다. 이를 나누는 기준은 대통령령인 산업재해보상보험법 시행령 별표 7에 기재되어 있다.

산재보험은 법에서 진행하는 사회보험 제도다. 따라서 그 권리에 대한 소멸시효라는 유통기한이 있다. 권리 위에 잠자는 자를 보호하지 않겠다는 법의 대원칙인데, 산재보험에서도 같게 적용된다.

산재보험 급여의 종류마다 소멸시효가 다르다. 뇌졸중과 관련되는 급여 위주로 보면, 요양급여(치료비)는 3년, 휴업급여(월급)는 3년, 간병 급여는 3년, 장해급여는 5년, 유족급여는 5년이다. 따라서 뇌졸중이 발생한 날로부터 위 기간이 지나지 않은 경우라면 언제든지 산재보험을 신청할 수 있다.

뇌졸중 환자는 매년 10만 명씩 발생한다. 그중 산재로 인정받는 사람은 1.2만 명~1.6만 명 수준이다. 2023년에는 16,341명이 산재로 인정을 받았고 총 5,825억 원이 지급되었으므로, 1인당 3,564만 원 정도 받은 셈이다. 이 금액은 평균값이므로 더 많이 받은 사람도 있을 것이고, 더 적게 받은 사람도 있을 것이다. 산재보험에서 보상에 해당하는 급여는 그 사람의 상병 상태와 그 사람의 임금 수준에 따라 천차만별로 달라진다.

우리나라의 행정은 본인 또는 대리인이 행정청에 본인의 권리를 청구하는 것이다. 그 청구가 법률요건을 갖췄다면 법률효과로서 그 권리를 실현하게 하는 것이다.

이때, 대리인이 꼭 필요하지는 않다. 그러나 우리나라의 행정은 청구한 범위만 판단하여 결정하고 청구하지 않는 부분에 대해서는 직권으로 처리해 주지 않는다. 이런 때에는 어떤 문제가 발생할까.

바로, 브로커와 자격증은 있지만 비전문인 경우다. 브로커는 말 그대로 자격증이 없고 의학과 법학에 관한 전문적인 교육 없이 사건을 수임하여 애먼 돈을 갈취하는 것이고, 자격증은 있지만 비전문인 경우는 다른 법률에 있어서는 전문가이지만 산업재해보상보험법에 있어서는 경험이 부족하여 전문성이 상대적으로 낮은 경우다.

이 경우, 예를 들어 10개의 권리를 청구할 수 있는 상황에서 브로커 등은 5개만 청구하고 5개는 파악하지 못한 채 내버려두게 된다. 이렇게 되는 경우 남은 5개는 소멸시효(유통기한)가 지나서 소멸하게 되고, 브로커 등에게 업무를 맡긴 고객은 10개가 아닌 5개가 본인의 권리 전부인 줄 알고 이를 놓치게 된다. 이런 문제가 발생하는 것이다.

또한, 산업재해보상보험법의 행정은 의학적인 판단, 법리적인 판단의 총집합체이다. 즉, 많은 경우의 수에서 상황에 맞는 최적의 해결책을 찾아야 한다는 것이다.

예를 들어, 상병 상태, 자연 경과적 변화, 상병 미인지, 요양급여, 이종 요양비, 휴업급여, 취업 치료 가능, 취업 치료 불가능, 추가 상병, 병행 진료, 진료계획 제출, 재요양, 상병보상연금, 장해보상일시금, 장해보상연금, 재판정, 간병 급여 재판정, 입증책임, 합당한 보상액의 판단 등 다양한 정보의 홍수 속에서 본인의 상황에 맞는 최적의 해결책을 찾기란 쉽지 않다. 법원도 이를 알기에 의학 전문가나 법률전문가가 아닌 일반인의 관점에서 근로자의 손을 들어준 판례도 제법 된다.

질문 28 ● **뇌졸중이 발생하고 나면 챙겨야 하는 것들로 무엇이 있을까요?**

뇌졸중으로 산재보험을 받는 것 이외에도 손해사정을 통한 보험금 수령, 뇌졸중이 발생하는데 과실이 있는 사람에 대한 손해배상, 장애인 등록을 통한 장애인 활동 지원 급여·장애인 복지혜택, 노인장기요양보험에 따른 장기 요양급여, 기초생활수급 제도, 차상위계층 제도, 차상위 본인부담경감대상자 지원사업, 장애연금, 본인부담상한액, 긴급복지지원사업, 재난적 의료비 지원사업 등 다양하다. 이에 대하여 차차 설명하도록 하겠다.

또한, 산재보험으로 요양급여, 휴업급여, 장해급여를 받고 나면, 다른 복지 제도와 중복하여 받을 수 있는 것이 있고, 중복하여 받지 못하는 것이 있다. 무 자르듯이 산재보험을 받았다고 다른 것을 못 받는 것은 아니다. 사실관계에 따라 달라질 수 있는 문제다.

간혹, 각 공단은 무 자르듯이 부당이득을 징수하는 경우가 있는데, 이런 문제가 생긴 경우에는 사실관계를 파악하여 적절한 대응을 해야 한다. 문제가 생긴 독자는 QR 코드를 통해 저자에게 연락하시길 바란다.

2.

근재보험, 단체보험,
기타 보험처리는 무엇일까?

- 신현실 손해사정사 집필

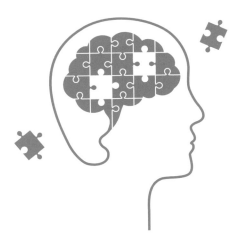

도움이 필요하신 분을 위한 QR코드

근재보험은 근로자 재해보상보험의 약자이며, 근로자가 업무수행 중에 발생한 재해나 사고로 인해 다치거나 죽었을 때 이를 보상하기 위한 보험이다. 이는 사업주가 부담해야 할 법적 보상 의무를 보험으로 대신 보상하는 제도다.

근재보험은 주로 건설업이나 제조업 등 위험도가 높은 산업의 사업주가 가입하며, 산재보험처럼 의무가입은 아니기 때문에 민간 보험회사에 가입한다. 또한, 산재보험은 원청사(유명한 건설사)에서 일괄 가입하지만, 근재보험은 근로자가 근무하는 회사에서 보통 가입한다.

근재보험의 보상액 산정 방식은 민사상 손해액 산정 방식과 같으므로 산재보험과는 달리 재해자의 나이, 임금, 노동능력상실률 및 과실률 등을 고려하여 산정한다. 업무상 재해일 때 산재보험에서 받은 초과 손해액을 보상하는 것이 특징이고, 산재보험은 정신적 손해와 관련된 위자료는 지급하지 않기 때문에 근재보험에서 위자료를 지급하는 점이 특별하게 다른 점이다.

근재보험에 필요한 자료는 무엇이고, 보상 시기는 언제인가요?

산업재해보상보험법에 따른 업무상 사고를 진행할 때 근재보험과 관련된 약관을 회사로부터 확보하는 것이 좋다. 사고로 인하여 휴직한 날이 길어지면 대부분의 근로자분은 회사에서 퇴사하는 경향이 있으므로 재직하고 있을 때 근재보험 증권을 확보하는 것이 중요하기 때문이다.

또한, 근로복지공단이 발급하는 보험급여 지급확인원이 필요하다. 근재보험은 산재보험에서 미처 보상받지 못한 초과 손해에 대하여 지급하기 때문이다.

근재보험 보상 시기는 산재보험이 끝난 이후에 진행할 수 있다. 산재보험을 초과하는 손해에 대하여 보험금을 지급하기 때문이다.

근재보험과 단체보험이 모두 있다면, 중복해서 보상받을 수 있나요?

    우선, 이 질문에 답변하기 위해서 근재보험과 단체보험의 차이를 알아야 한다. ①근재보험은 손해보험의 일종인 '배상책임보험'이고, ②단체보험은 인보험 성격을 지닌 '상해보험'으로 분류할 수 있다. 그래서 근재보험은 실제 손해액을 초과하여 보상할 수 없는 실손 보상의 원칙이 적용된다. 반면 상해보험은 보험사고 발생 시 정액으로 가입된 금액을 보상하기 때문에 실제 손해액에 대하여 보험금을 지급하였는지와 무관하게 보험금을 지급하는 특징을 지니고 있다.

    결론적으로, 단체보험과 근재보험은 중복하여 지급할 수 있어서, 단체보험 증권도 산재보험 보상 초기에 근재보험 증권과 함께 확보하시는 것이 좋다.

뇌졸중의 경우 사업장 내에서 발병하였다고 하여 반드시 근재보험에서 보상받을 수 있는 것은 아니다. 반대로 자택에서 발병하였다고 해서 보상이 불인정 되는 것도 아니다. 어디서 발병했느냐와 별개로 뇌졸중과 업무와의 인과관계가 있어야 보상할 수 있다. 사례를 통해 구체적으로 알아보자.

[사례 1] 택배 상하차 일을 시작한 지 3일 만에 사업장 내에서 A씨가 쓰러진 채로 발견되었고, 뇌졸중의 하나인 뇌경색 진단을 받았으나, A씨는 최종적으로 근재보험에서 보상받지 못하였다.

[사례 2] 본사 직영 가전 대리점을 운영하던 B씨는 출근을 준비하는 중 집에서 쓰러진 채로 발견되었고, 뇌졸중의 하나인 뇌경색으로 진단받았다. B씨는 최근 코로나로 인하여 매장 매출이 큰 폭으로 감소하였고, 이에 따라 본사에서 극심한 압박을 받은 정황이 확인되어 최종적으로 근재보험을 통해 보상받았다.

A씨와 B씨의 차이점은 무엇일까. 바로 업무와의 인과관계이다. 특히나 근재보험에서 업무상 재해로 인정받기 위해서는 발병 전 재해자의 건강 상태를 통하여 재해자의 정신적─육체적 과로, 급격한 업무환경의 변화 등 업무와의 인과관계가 있었음을 입증해야 한다. 이러한 사유가 인정된 경우에만 근재보험 보상 가능성이 있다.

단체보험이나 개인보험의 경우 어떨까. 단체보험이나 개인보험은 약관의 내용이 중요하다. 당사자가 가입한 보험의 내용에 해당하는지가 중요한 것이다. 그러므로 보험사고에 해당하는 질병임을 입증하는 것이 중요하고, 이럴 때 의학적인 해석과 보험 약관에 대한 해석이 매우 중요하다. 주치의는 뇌졸중이라고 진단하였는데 보험사에서는 달리 판단할 수 있는 문제가 있다. 이에 대한 문제는 손해사정사의 법리적인 해석을 통해 제대로 판단 받을 수 있다.

뇌졸중의 위험 요인으로는 고혈압, 고지혈증, 당뇨병, 심혈관 질환, 흡연, 과도한 음주, 비만, 유전, 노화 등이 있으며, 보험에서는 이러한 요인이 있는 경우 보험 가입에 제한이 생길 수 있다.

보험에서는 ①KCD 질병분류 코드 상 'I60~I62'에 해당하는 질병을 '뇌출혈 진단비 담보'에서 보장하고 있으며, 여기에서 외상상 뇌출혈(S06)은 제외하고 있다. ②뇌출혈 외 뇌졸중은 KCD 질병분류코드상 I60~I66(I64 제외)에 해당하는 질병을 말하며 '뇌졸중 진단비 담보'에서 보상하고 있다. 뇌혈관질환 진단비 대상 질환의 경우 I60~I69에 해당하는 질병이 보상 대상이다.

따라서 보상 범위는 '뇌혈관질환 진단비'가 가장 넓으며, '뇌출혈 진단비'의 경우 보장 범위가 가장 좁다. 보험에 가입한 개인 소비자는 자신이 가입한 보험에서 진단받은 질병이 보장 대상 질병인지 확인이 필요하다.

뇌출혈에 걸린 환자가 보험회사와 분쟁이 있는 경우는 무엇일까. 뇌출혈의 진단 코드인 I60~I62에 해당하는 진단 코드만 부여받으면 진단비를 받을 수 있는 것일까.

진단서에 I60~I62 코드를 받았다고 하더라도 분쟁이 되는 경우는 다양하다. 왜냐하면 보험은 계약이기 때문이다. 보험 계약에서 인정하는 뇌출혈 확정 진단에 대한 근거가 있어야 하고, 이 확정 진단을 받기 위해서 보험 약관에서 명시해 놓은 검사방법과 그에 따른 검사 결과가 있어야 하기 때문이다. 뇌혈관 진단비는 보통 가입한 보험 금액이 고액이기 때문에 보험사에서는 매우 까다롭게 심사한다.

보험회사와 주로 분쟁이 발생하는 이유는 다음과 같다.

①MRI 검사상 뇌출혈 소견이 희미한 경우이다. 영상 검사에서 뚜렷하게 확인되지 않는 경우 보험사와 분쟁이 된다.

②미세출혈 소견으로 뇌출혈 진단 확정이 어려운 경우이다. 첫 번째 사유와 비슷하다.

③외상성 뇌출혈인지 자발성 뇌출혈인지 구분이 어려운 경우이다. '질문 01'에서 설명하였듯이 외상성 뇌출혈(S06)의 경우는 보상에서 제외되기 때문이다.

④뇌종양, 뇌동정맥기형, 해면상혈관종 등으로 진단받은 경우, 보험금이 지급되는 대뇌출혈로 확정 진단할 수 없으므로 보험금을 지급할 수 없

다고 보험사에서 주장하는 것이다.

⑤오래된 뇌출혈(진구성) 또는 만성 허혈성 변화가 있는 경우이다.

보험사는 자체적으로 의료기관의 의료자문을 받아 뇌출혈에 해당하지 않는 코드로 바꿔서 진단비 지급을 거절한다. 자문 결과 I60~I62에 해당하지 않기 때문에 뇌출혈 진단비를 줄 수 없다고 주장하는 것이다. 다음 사례를 통해 자세히 살펴보자.

A씨는 우연히 받게 된 건강검진에서 뇌 MRI 검사 결과를 토대로 주치의에게 뇌출혈 진단을 받았다. A씨는 뇌출혈 치료를 받고 나서 보험사에 뇌출혈 진단비를 청구하였지만, 보험사에서 진구성(오래된) 뇌출혈에 해당하여 급성 뇌 질환이 아니므로 I60~I62 코드가 아닌 I69. 즉, 후유증 코드에 해당하여 진단비를 줄 수 없다고 주장하고 있다.

사례처럼 대부분 보험회사는 의료자문을 통하여 보험사에 유리한 자문을 받는다. 이처럼 의학적인 분쟁이 발생하면 보험 소비자도 그것에 맞게 대응해야 하는데 의학 전문가가 아닌 보험 소비자가 대응하기는 현실적으로 매우 어려운 일이다. 소비자 측에서 선임한 손해사정사와 협의하여 반드시 주치의 소견을 확보하고 보험사 측이 아닌 제3의 의료기관을 통하여 공정한 자문을 받는 것이 중요하다.

이처럼 다양한 사유로 많은 보험 소비자는 보험회사와 분쟁을 겪고 있다. 보험사 측 손해사정사들의 조사에 대응하려면 보험 소비자 측 손해사정사를 선임하여 분쟁 초기부터 적극적으로 대응해야 해결이 수월하다. 가능하면 청구하기 전부터 보험·보상 전문가인 손해사정사에게 미리 상담받는 것이 좋다.

'뇌졸중 진단비'를 가입하고 뇌출혈이 발생하였을 때 보상 대상에 포함되지만, '뇌출혈 진단비'만 가입하였을 때 뇌경색은 포함되어 있지 않아 보상 대상이 아니기 때문에 가입한 보험에서 보상 대상이 되는지 반드시 확인하여야 한다.

뇌출혈과 마찬가지로 뇌경색도 매우 다양한 분쟁이 있다.

①'진구성(만성, 오래된, 지나간) 뇌경색'에 해당하면, 보험사에서는 급성이 아니라 보상이 되지 않는다고 주장한다.

②'열공성 뇌경색'은 뇌혈관 중 작은 혈관이 막힌 것을 의미하는데, 신경학적인 결손이 없는 경우가 많아 보험사에서는 단순 두통이라고 주장하기도 한다.

③마비와 같은 후유증이 심하지 않거나 신경학적 결손이 없는 경우도 분쟁이 된다.

④협착의 진단 기준을 충족하지 못한 경우도 분쟁이 된다.

⑤보험 가입 전 질병에 대한 고지 의무 위반에 해당하는 경우다. 보통 고혈압, 죽상경화, 당뇨병 등 심혈관, 뇌혈관과 인과관계 있는 질병에 대하여 고지 의무 위반이 있다면 분쟁이 있다.

진구성(오래된, 지나간) 뇌경색, 열공성 뇌경색도 진단비를 받을 수 있을까요?

뇌졸중 환자들은 우연히 받게 된 건강검진 등 검사에서 뇌출혈과 뇌경색을 발견하는 경우가 있다. 이럴 때 보통 '진구성 뇌경색'이라고 하여 지나간 또는 오래된 뇌경색이라고 표현한다. 검사결과지에서 old infarction 이라는 단어가 보인다면 지나간 뇌경색, 진구성 뇌경색으로 생각하면 된다.

지나간 뇌경색의 경우 마비, 신경 증상 등 뇌졸중 합병증이 없으므로 '급성 소견'이 나오지 않는다. 진구성 뇌경색(old infarction)에 해당하여 뇌경색 진단비를 청구하게 되면 보험사에서는 급성 소견이 아니라 진단비가 지급되지 않는다고 말한다.

이때, 보험사의 주장이 타당한지 반드시 판단 받아야 한다. 보험 약관의 문언을 객관적으로 보면 진구성 뇌경색도 보험금을 지급하는 뇌졸중 분류표에 해당한다고 볼 수 있기 때문이다.

'열공성 뇌경색'의 경우에는 어떨까. 열공성 뇌경색은 뇌의 작은 혈관에 경색이 발생한 것이기 때문에 신경학적 결손 같은 합병증이 없는 경우가 대부분이다. 큰 합병증이 없다고 하더라도 열공성 뇌경색도 두통이나 어지럼증이 발생할 수 있다.

그러나, 보험사에서는 뇌경색이 아닌 단순 두통에 해당한다는 의료자문 결과를 받아 보험 소비자에게 뇌경색이 아니니 보험금을 지급할 수 없다는 결과를 통보하기도 한다.

이 경우, 제3의 의료기관을 통해 의료감정을 받고, 단순 두통이 아닌 보험금을 지급할 뇌경색이라는 근거자료와 가입한 보험 약관의 해석, 판례 등을 종합하여 뇌졸중 진단비를 받을 수 있다.

뇌혈관 진단비로 가입하였을 때 뇌졸중 진단받으면 분쟁 없이 진단비를 모두 받을 수 있나요?

앞서, 뇌졸중이 발생하고 보험금을 청구할 때는 '뇌혈관 진단비' 보험이 가장 넓은 범위를 가지고 있다고 설명하였다. 그렇다면 뇌혈관 진단비로 보험이 가입되어 있다면 보험사는 별도의 판단 없이 보험금(뇌혈관 진단비)을 지급할까.

아쉽게도 진단비와 관련된 보험 분쟁 중에서 '뇌혈관 진단비' 관련 분쟁이 가장 많다.

주로 나오는 분쟁은 다음과 같다.

(1) 보험 가입 전 발병한 질병에 대하여 보험사에 알리지 않았다는 '고지의무 위반'에 해당한다는 보험사의 주장으로 발생하는 분쟁이다.
(2) 주치의로부터 받은 진단서의 내용이 '확정 진단이 아니고 임상적 추정'인 경우이다.
(3) 진단명과 질병코드, fazekas scale(파제카스 등급)에 대한 분쟁이다. 파제카스 등급이란 뇌의 백질 변성을 평가하는 데 사용되는 척도로, 파제카스 척도 2등급 이상의 중등도 병변을 받아야 뇌경색 진단비를 받을 수 있다.

즉, 파제카스 등급[12]은 노화나 뇌혈관질환의 진단과 뇌졸중 예후 평가에

---

12) 파제카스 등급은 뇌의 백질 변성을 평가하는 데 사용되는 척도로, 뇌 MRI에서 뇌 백질의 병변 정도를 등급으로 분류하는 것이다. 주로 노화나 뇌혈관질환의 진단과 예후 평가에 활용된다.

활용된다.

파제카스 등급과 관련된 분쟁은 다음과 같다.

①의무기록 해석의 주관성이다. MRI 영상의 해석은 방사선 전문의의 경험과 판단에 따라 다를 수 있으며, 같은 영상이라도 의사에 따라 등급이 다르게 해석될 수 있기 때문이다.

②노화로 인한 현상으로 판단될 수 있다. 보험에서는 노화로 인한 현상의 경우 질병에 해당하지 않다고 판단되면 보상에서 제외될 수 있다. 따라서 나이에 따른 변화 정도를 판별하여야 한다.

③병변과 임상적 증상의 차이다. 파제카스 등급이 높다고 해서 반드시 임상 증상이 나타나거나 악화하는 것이 아니다. 이럴 때 보험회사와 보험 소비자 측의 판단이 다를 수 있다.

④파제카스 등급의 기준을 모든 환자에게 똑같이 적용하기에는 제한이 있다. 기저질환 여부와 개인의 차이에 따라 등급의 적정성에서 분쟁이 있었고, 이러한 이유로 주관적 요소가 포함될 가능성이 있어 분쟁이 발생한다.

특히, 뇌혈관 질병의 의학계의 '3고'와 연관이 많다. 3고에는 고혈압, 고혈당(당뇨병), 고지혈증이 해당하며, 이러한 질병의 진단을 받았다면 보험 가입이 거절되기도 한다.

다만, 이러한 질병과 관련된 약을 먹고 있던 상태에서 보험 가입이 이루어졌을 때 보험회사는 뇌졸중의 원인이 될 만한 질병에 대하여 인과관계를 들어 진단비 지급을 거절한다.

보험 가입 이후에 발생한 질병의 진단에 대해서 진단비를 주기 때문에 보험회사는 이미 발생한 질병이라고 보고 진단비 지급을 거절하는 것이다. 이럴 때 정말로 인과관계가 있는 질병인지 또는 보험 가입 전 해당 질병의 확정 진단이 있었는지 아닌지가 중요하며 이에 따른 손해사정이 필요하다.

질문 10 ● **보험회사가 의료자문 동의를 요청하는데 어떻게 하나요?**

진단서가 발급되었다는 것은 주치의가 명확하게 진단을 해줬다는 것인데, 보험회사에서는 왜 진단비 지급을 안 하고 의료자문을 요청하는 것일까.

그 이유는 의료자문을 통해 진단을 받아 질병코드에 관한 판단을 다시 받기 때문이다. 즉, 질병 코드가 바뀌고 이에 따라 질병명도 바뀌기 때문이다. 물론 의료자문이 필요한 때도 있다. 다만, 보험 소비자에게 불리한 결과가 나올 수도 있다는 것을 명심하여야 한다.

보험회사에서는 보험 소비자가 의료자문을 거부하면 진단비를 지급하지 않고 계속 보류한다. 무조건 동의할 필요도 없지만, 동의하지 않는다면 진단비는 지급되지 않게 되는 것이다.

이 경우에는 어떻게 해야 할까. 이럴 때는 보험 소비자 측 독립 손해사정사를 선임하여 대응하는 것이 필요하다. 계획 없이 보험회사가 요청하는 의료자문에 동의하는 경우, 보험회사에서 보험금을 지급하지 않아도 되는 근거를 제공할 수 있다. 이런 근거를 보험회사에 지급하는 순간 결과를 뒤집기는 쉽지 않다.

질문 11 ● **편마비와 같은 후유증 발생 시 추가로 보험사에서 받을 수 있는 게 있을까요?**

　뇌졸중의 경우 후유증이 발생할 수 있다. 뇌졸중으로 인한 후유장해 평가는 '일상생활 기본동작(ADLs)'으로 평가한다. 다만, 이 평가 방법은 장해의 정도를 모두 반영하기 어렵기 때문에 팔, 손가락, 다리, 발가락 등 각각을 평가하여 합산하는 것이 더 유리하다.

　또한 뇌졸중으로 인한 후유장해는 '질병 후유장해'에서 보상할 수 있다. 이러한 후유장해 평가는 일반 소비자가 알기 어려운 의학적인 지식과 보험 약관에 대한 전문성을 가지고 있는 손해사정사와 상담이 꼭 필요한 영역이다. 후유증이 남았다면 보험 소비자 측인 독립 손해사정사와 상담하는 것을 통해 가장 유리한 방식으로 보험금을 받을 수 있다.

3.

복지혜택이 다양한데
어떻게 해야 할까?

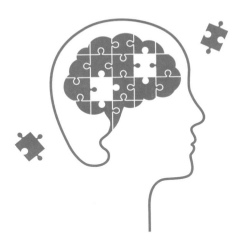

도움이 필요하신 분을 위한 QR코드

뇌졸중에 걸린 환자에게 적용되는 복지혜택은 다양하다. 자동으로 적용되는 복지혜택도 있는 반면에, 직접 신청해야지만 받을 수 있는 복지혜택도 있다. 우선 챙겨야 할 복지혜택을 나열해 보자.

(1) 긴급복지지원법에 따라 그 지역의 시장, 군수, 구청장이 긴급 지원기관이 되어 운영하는 긴급복지지원 사업이 있다. 그 종류로는 식료품비 · 의복비 · 냉방비 등 생계유지에 필요한 비용 또는 현물을 지원하는 생계지원, 수술 또는 입원이 필요한 중한 질병 또는 상처를 입어 발생한 의료비를 감당하기 곤란한 사람을 위한 의료지원, 위기 상황의 발생으로 임시거소 제공 또는 주거비 지원이 필요한 사람을 위한 주거지원, 위기 상황 발생으로 사회복지시설의 서비스가 필요한 사람을 위한 사회복지시설 이용지원이 있다. 신청은 보건복지상담센터(☎ 129), 읍면동, 시군구 주민센터에 지원요청(신고)을 하면 된다. 주의할 점은 국민기초생활 보장법상 급여와 중복하여 받을 수 없다는 점이다.

(2) 국민건강보험공단에서 운영하는 재난적 의료비 지원사업은 질병 · 부상 등으로 가구의 부담 능력을 넘어서는 의료비가 발생하였을 때, 경제적으로 충분한 치료를 받지 못하는 문제가 발생하지 않도록 건강보험이 보장하지 않는 부분에 대한 의료비를 지원해 주는 것으로 국민건강보험공단에 신청하는 제도다. 기초생활보장 수급권자는 대부분 적용될 수 있고, 다

른 다양한 요건을 갖춘 자도 신청할 수 있다. 이 복지혜택은 신청주의이기 때문에 요건을 갖춰 신청하여야만 받을 수 있다.

(3) 국민건강보험공단에서 운영하는 본인 일부 부담금 산정 특례는 국민건강보험법에서 요양급여를 받을 때 비용의 일부를 부담하는 제도다. 예컨대, 비급여가 아닌 병원비 일부를 환자가 부담하고 나머지를 국가에서 지원하는 제도이다. 건강보험에 가입한 사람이 법에서 정한 질병에 걸리는 등 요건에 들어맞으면 지원을 받을 수 있다.

(4) 국민건강보험공단에서 운영하는 본인 부담 상한액 사후환급금 제도는 과도한 의료비로 가계 부담을 덜어주기 위하여 환자가 낸 연간 건강보험 본인 일부 부담금 총액이 본인 부담 상한액을 초과하는 경우, 그 초과액을 공단에서 부담하는 제도로서 사전급여와 사후급여로 구분되어 운영하는 제도이다. 이때 비급여, 전액 본인 부담, 선별급여, 임플란트 상급 병실 (2·3인실) 입원료, 추나요법, 상급종합병원 외래 경증 질환 초·재진 등 본인부담금은 제외하고 적용한다. 이 제도 역시 신청주의로서, 요건을 갖춘 자가 신청을 하여야만 받을 수 있다.

(5) 국민건강보험공단에서 운영하는 상병수당 제도가 있다. 코로나19 확산을 계기로 생성된 제도이다. 2022년부터 일부 지역에만 시범적으로 운영되고 있는 제도다. 업무와 관련 없는 질병 또는 부상으로 일을 하지 못할 때 치료에 집중할 수 있도록 소득을 지원하는 제도이다. 2025년 현재 상병수당 시범사업과 관련한 예산이 대폭 삭감된 상황이다.

(6) 국민건강보험공단에서 운영하는 노인장기요양보험제도가 있다. 고령이나 노인성 질병 등으로 일상생활을 혼자서 수행하기 어려운 이들에게 신체활동 및 일상생활 지원 등의 서비스를 제공하여 노후 생활의 안정과 그 가족의 부담을 덜어주기 위한 제도이다. 뇌졸중 환자에게 중요한 제도로서, 장애인 활동 지원급여와 비교하여 상황에 맞게 신청한다.

(7) 국민연금공단에서 운영하는 장애연금은 질병이나 부상으로 신체적 또는 정신적 장애가 남았을 때 이에 따른 소득 감소 부분을 보전함으로써 본인과 가족의 안정된 생활을 보장하기 위한 급여다. 까다로운 요건을 갖춘 사람에게만 지급한다.

(8) 다음은 장애인으로 등록하여 정말 많은 혜택을 볼 수 있는 장애인복지법상 장애인 등록이다. 등록되고 난 이후에는 장애인 활동 지원급여를 비롯하여 장애인의 의료, 교육, 직업 재활, 생활환경개선과 관련된 많은 사업이 있다.

(9) 장애인 연금법에 따른 장애인연금 또는 장애 수당이 있다. 중증장애인으로 판정받은 사람은 장애인연금법에서 기초급여액 월 2~34만 원, 부가급여액 0~43만 원을 받을 수 있다. 이때, 중증장애인은 장애인복지법상 심한 장애인을 의미하는 말이 아니다. 같은 중증장애인이지만 법적 의미가 다르다. 다만, 심하지 않은 장애로 장애인 등록이 된 사람은 중증장애인이 아닌 것으로 처리되는 것이 행정 실무의 현황이다. 이러한 사람은 장애수당 월 3만 원 또는 6만 원을 받게 된다.

(10) 국민기초생활보장법에 따른 기초생활보장 수급자로 등록하여 생계급여, 주거급여, 교육 급여, 의료급여 등을 받을 수 있다.

(11) 차상위 본인 부담 경감 대상자 지원사업도 있다. 희귀질환자, 중증 난치질환자, 중증질환자, 만성질환자 중에서 6개월 이상 치료를 받고 있거나 6개월 이상 치료를 필요로 하는 자, 18세 미만인 자를 위한 제도이다.

뇌졸중 환자가 챙겨야 하는 복지혜택의 큰 줄기는 10가지로 파악이 된다. 향후 더 좋은 제도들이 생겨나겠지만 우선 이 10가지의 제도만이라도 검토하고 적용한다면, 기나긴 재활, 치료의 시간에 도움이 될 것이다. 이 제도들에 대한 구체적인 정보를 문답의 형태로 알아보자.

장해, 장애는 적용되는 법에 따라 다르게 사용될 뿐이고 본래 의미는 같다고 볼 수 있다. ①장해는 산업재해보상보험법에서 부상 또는 질병이 치유되었으나 정신적 또는 육체적 훼손으로 인하여 노동능력이 상실되거나 감소한 상태라는 의미로 사용된다. ②장애는 장애인복지법에서 신체적 장애로서 주요 외부 신체기능의 장애, 내부 기관의 장애로 사용되고, 정신적 장애로서 발달장애 또는 정신질환으로 발생하는 장애로 사용된다.

장애연금, 장애인연금, 장해연금, 장애수당 관련하여 ①장애연금은 국민연금법에서 지급하는 장애연금을 의미하고, ②장애인연금은 장애인연금법상 장애로 인하여 근로 상실 또는 현저한 감소로 생활이 어려운 중증 장애인에게 매월 일정 금액을 연금으로 지급하여 생활 안정을 지원하는 사회보장제도이고, ③장해연금은 산업재해보상보험법에서 7급 이상의 장해(총 1~14급)가 있는 자에게 지급하는 연금이고, ④장애수당은 장애인연금법상 중증장애인에 해당하지 않는 자로 기초생활수급자 또는 차상위계층에게 지급하는 수당이다. 금액은 월 6만 원 정도이다.

우선 장애는 외부 신체기능의 장애, 내부 기관의 장애, 발달장애, 정신 장애로 크게 분류된다.

중분류	소분류		세분류
외부 신체 기능 장애	지체 장애		절단, 관절, 지체 기능, 척추, 변형 등의 장애
	뇌병변 장애		수정바델지수 90~96점
	시각 장애	시력	좋은 눈의 시력이 0.2 이하인 경우, 좋은 눈은 0.2 초과지만 나쁜 눈 시력이 0.02 이하인 경우
		시야	한 지점을 볼 때 눈을 움직이지 않고 볼 수 있는 두 눈의 시야 범위가 각각 정상의 50% 이하인 사람
		겹 보임 (복시)	두 눈의 중심시야에서 20도 이내에 겹 보임(복시)이 있는 사람
	청각 장애	청력	두 귀의 청력 손실이 각각 60데시벨 이상인 경우, 한 귀는 청력 손실이 80데시벨 이상이면서 다른 한 귀는 40데시벨인 경우
		평형	전정 기능에 이상이 있어 두 눈을 뜨고 10미터 거리를 직선으로 걸을 때 중앙에서 60cm 이상 벗어나는 경우
	언어 장애		음성 장애, 말더듬증, 자음 정확도 75% 이하, 수용 언어지수 혹은 표현 언어지수 65 이하인 사람
	안면 장애		노출된 얼굴의 30% 이상이 변형된 경우, 노출된 얼굴의 45% 이상에 백반증이 있는 경우, 코 형태의 1/3 이상이 없어진 경우
정신 장애	정신장애		조현병, 조현정동장애, 양극성정동장애, 재발성 우울 장애, 뇌의 신경학적 손상으로 인한 기질성 정신장애, 강박장애, 투레트장애, 기면증

중분류	소분류	세분류
내부 기관 장애	신장 장애	투석 치료 중이거나 신장을 이식받은 경우
	심장 장애	일상생활이 현저히 제한되는 심장 기능 이상
	간 장애	일상생활이 현저히 제한되는 만성·중증의 간 기능 이상
	호흡기 장애	일상생활이 현저히 제한되는 만성·중증의 호흡기 기능 이상
	장루·요루장애	장루 또는 요루를 가진 경우, 방광루(방광에 구멍을 내어 배뇨하는 상태)를 가진 경우
	뇌전증 장애	지속해서 치료 중임에도 월 1회 이상의 중증 발작. 월 2회 이상의 경증 발작이 있는 달이 연속하여 3개월 이상인 사람
발달 장애	지적장애	지능지수가 50 이상 70 이하인 경우
	자폐성 장애	ICD-10의 진단 기준에 의한 전반성발달장애로 정상 발달의 단계 가 나타나지 않고, GAS 척도 점수가 41~50인 경우
정신 장애	정신장애	ICD-10의 진단 기준에 의한 전반성발달장애로 정상 발달의 단계 가 나타나지 않고, GAS 척도 점수가 41~50인 경우

위 최소 기준 중 어느 하나에 해당하면 장애인 등록 신청이 가능하다. 둘 이상의 유형에 해당할 때는 그 각각에 대해 모두 신청이 가능하다. 그러나 ①같은 신체 부위의 지체 장애와 뇌 병변 장애, ②지적장애와 자폐성 장애, ③지적장애·자폐성 장애·정신장애와 그에 따른 증상의 일환으로 나타나는 언어장애 등은 중복 장애가 되지 않을 수도 있다.

(1) 뇌졸중으로 인한 뇌 병변 장애 장애인 등록은 뇌졸중이 생긴 후 6개월이 된 시점에 주치의로부터 장애 진단을 받아 신청하여야 한다. 구비서류로는 ①장애정도 심사용 진단서(발급일로부터 3개월 이내), ②검사기록지(신청일 기준 6개월 치), ③소견서, 뇌 영상자료(CT, MRI 등)다.

(2) 장애인 등록 신청에 대하여 심사할 때, 심사의 정도를 완화하여 진행하는 경우가 있다. ①기존에 등록된 장애인이 장애인연금 및 장애수당, 중증장애아동수당 등으로 장애정도 심사받는 경우, ②등록된 신장 장애인이 재판정 심사를 받는 경우, ③국민연금 장애연금 급여 지급 청구 관련 서류를 공단에 제출한 경우, ④요양병원에 입소 중인 뇌병변장애인 중 장애 상태가 중한 장애인, ⑤신장, 심장, 호흡기(폐), 간이식으로 장애인을 신청하는 경우다. 이 상황에 해당한다면 장애인 등록 절차가 간소화되는 점을 인지하고 있으면 담당 공무원이 간소화 절차를 빠뜨리더라도 간소화하도록 신청할 수 있으니 인지하는 것이 좋다.

(3) 장애인 등록을 신청할 때에는 ①본인이 신청하는 것을 원칙으로 하고, ②미성년자의 친권자, 성년후견인, 한정후견인, ③본인과 '주소를 같이 하는' 배우자 · 직계존비속 · 직계존비속의 배우자 · 형제자매 · 형제자매의 배우자, 본인을 보호하고 있는 사회복지시설의 장이 예외적으로 대리 신청을 할 수 있다. 본인이 신청하지 않을 때는 위임장은 필요 없고 대리 신청이 가능하다는 것을 소명해야 한다(기본증명서, 후견 개시 결정문, 후견등기사항증명서, 본인과 같은 주소임을 알 수 있는 등본, 가족관계증명서, 신분증 등).

이후에는 국민연금공단의 장애정도 심사위원회를 거쳐 장애인 등록의 심사 결과가 나온다. 장애인이라면 장애 정도를 통보할 것이고, 장애인이 아니라면 장애 미 해당 통보를 할 것이고, 장애인 판단을 위한 치료기관이 더 필요하다면 결정 보류 통보를 할 것이고, 심사할 자료가 부족하여 장애 정도 확인이 어려우면 확인 불가 통보를 할 것이고, 자료를 보완해달라는 요청에 장기간 응하지 않으면 반려 통보를 할 것이다.

(4) 장애인이 되면 연금 · 수당, 보육 · 교육, 의료 및 재활 지원, 서비스, 일자리 융자지원, 공공요금 등, 세제 혜택, 지역사회 복지사업(재활시설) 및 기타 측면에서 혜택을 받을 것들이 있다.

현재 장애인 등록을 한 유형에 대한 현황(2021년 12월 기준)을 보면 장애인 인구는 264만 명이다. 전체 인구의 5.1%가 장애인이며 그 비중으로는 지체 장애가 45.1%(약 119만 명), 청각장애가 15.6%(약 41만 명), 시각 장애가 9.5%(약 25만 명), 뇌 병변 장애가 9.4%, 지적장애가 8.4%, 정신장애가 3.9%이다.

(1) 2010년에 뇌 병변 장애로 2급 장애인이 된 사람이 2012년에 재판정을 통해 뇌 병변 장애 4급의 장애등급을 받았다. 이후 2014년에 새롭게 뇌 병변 장애를 신청하여 5급의 장애등급을 받았고 2021년에 장애정도 조정신청을 하였으나 국민연금공단은 변경된 장애인 등급 제도에 따라 심하지 않은 장애(수정바델지수 81~89점)로 판단하였다.

소송을 제기한 그 사람은 심하지 않은 장애(70~80점)로 판단 받았다. 이때, 신체 감정이라는 제도가 그 사람에게 좋게 적용되었고, 국민연금공단의 행정 절차의 문제를 지적하며 좋은 결과가 반영된 사례가 있다.[13]

(2) 2021년 6월 뇌졸중으로 인하여 신체에 문제가 생긴 환자가 있다. 이 환자는 두 차례의 뇌경색이 좌뇌, 우뇌에 모두 찾아오게 되었다. 신체 대부분이 거동의 어려움이 있어 '장애의 정도가 심하지 않은 장애인'의 유형 중에서 보행과 대부분의 일상생활 동작 수행에 간헐적으로 타인의 도움이 필요하며, 수정바델지수가 70~80점인 사람을 신청하였으나, 지자체는 장애인 여부에 대한 심사 결과를 바탕으로 끝끝내 장애인 등록을 거부하였다.

이 환자는 어떻게 지자체의 부당한 처분을 취소하고 장애인이 될 수 있

---

13) 전주지방법원 2023. 5. 4. 선고 2022구합276 판결

었을까. 주치의의 소견서를 확보한 점, 장애정도 판단기준이라는 보건복지부의 고시 내용에 따라 임상적 증상을 우선시하는 점을 주장한 점, 행정소송 단계에서 신체 감정을 의뢰하여 객관적 자료를 추가로 확보한 점 등을 종합하여 지자체의 처분을 취소하고 장애의 정도가 심하지 않은 장애인으로 등록할 수 있게 되었다.[14]

(3) 앞서 본 두 개의 사례는 처분을 취소하고 이긴 사례이다. 진 사례는 어떤 경우가 있을까. 주치의로부터 진단서를 받아 뇌 병변 장애 1급(현재는 장애의 정도가 심한 장애인 등급)을 신청한 환자가 있다. 1급으로 판단한 근거는 장애 진단서, 의무기록 사본 등이다. 법원은 최종적으로 이 환자의 뇌졸중이 장애인으로 등록될 정도로 심하지 않다고 판단하여 결국 장애인 등록을 거부한 지자체의 손을 들어주었다.

그 근거로는 환자의 팔, 다리의 기능 저하가 뇌의 기질적 병변으로 인한 마비 등에 따른 것임을 인정할 수 있는 아무런 자료가 없는 점, 병원의 의무기록 사본을 보았을 때, 환자는 뇌졸중 발생 이전부터 보행 장애가 있었던 점, 요추 3번과 천추 1번 사이에 추간판디스크 탈출증 및 퇴행성 척추증이 확인된 점, 치매를 진단받아 약을 먹고 있었던 점 등을 종합적으로 고려하여 환자에게 뇌경색이 발생한 것은 맞지만, 이에 따라 팔과 다리의 기능 저하(마비 및 불수의적 운동)가 유발되었다고는 보기 어렵다고 판단하였다.[15]

---

14) 인천지방법원 2023. 4. 28. 선고 2022구단1194 판결
15) 대구지방법원 2018. 1. 24. 선고 2017구합758 판결

결국, 뇌졸중이 발생하였다고 하여 필연적으로 장애인을 등록해 주지 않는다는 것이다.

우선 장애인 활동 지원급여(활동 보조, 방문목욕, 방문간호 등)를 받을 수 있는 점이 가장 큰 혜택이다. 2022년도 보건복지부 소관 장애인 정책 지출예산(예산+기금)은 4조 701억 원이다. 그중 장애인 활동 지원은 예산의 절반을 차지할 정도로 큰 비중을 차지한다. 이에 관한 내용은 다음 문답에서 다루도록 하겠다.

장애인이 되면 정말 다양한 복지혜택을 누릴 수 있지만, 등록장애인 중 4.4%만이 서비스를 이용하고 있으며, 장애가 심한 장애인 분 중에서는 11.5%만이 서비스를 이용하고 장애가 심하지 않은 장애인 중에서는 0.1%만이 서비스를 이용할 정도로 서비스 이용 비율이 매우 낮다(2022년 한국 장애인개발원 자료 발췌). 그 이유는 정보의 부재, 절차의 번거로움인 것으로 보인다.

기타 복지혜택은 혜택마다 필요한 요건이 다르다. 요건에 대한 구체적인 내용은 별도로 알아보거나 이러한 서비스를 제공하는 업체에 의뢰하면 좋다. 저자의 회사는 이러한 서비스를 종합적으로 제공하기 위하여 2025년을 준비하고 있다. 다음은 장애인이 누릴 수 있는 복지혜택을 간략하게 기재하여 어떤 혜택이 있는지 알려 드리고자 한다.

(1) 연금 · 수당 측면에서는

장애인연금(18세 이상 장애인연금법상 중증장애인), 장애수당(기초생활 수급자, 차상위계층 중 중증장애인에 해당하지 않는 사람), 장애아동 양육 수당(종일제 아이돌봄서비스를 이용하지 않는 취학 전 아이)이 있다. 이때 장애인복지법상 장애인을 등록하였다고 하더라도, 장애인연금을 받기 위한 중증장애인인지 판정이 필요하다. 최근에는 장애인복지법상 심한 장애로 장애인을 등록할 때 장애인연금법상 중증장애인인지 아닌지를 같이 심사하기도 한다.

(2) 보육 · 교육 측면에서는

장애아 보육료 지원(장애인복지카드를 소지한 만 12세 이하 미취학 장애아동), 여성장애인 교육지원(여성장애인), 장애 대학생 교육활동 지원(대학생인 장애인), 장애인 정보화 교육(장애인), 장애 학생 정보격차 해소 지원(장애인 특수교육법에 따른 특수 교육대상자의 특수학교, 그 학교의 교사, 일반 학교 교사), 국립특수학교 및 국립 부설 학교 특수학급지원(국립특수학교에 재학 중인 장애인, 방과 후 돌봄교실), 청소년 발달장애인 방과 후 활동 서비스(6세~18세 미만의 지적 및 자폐성 장애인), 어린이집 우선 입소 지원(장애의 정도가 심한 장애인)이 있다.

(3) 의료 및 재활 지원 측면에서는

– 장애인 의료비 지원(의료급여법에 따른 의료급여 2종 수급권자인 등록장애인, 건강보험의 차상위 본인 부담 경감대상자인 등록장애인), 건강보험 지역 가입자의 보험료 관련하여 자동차 분 건강보험료 전액 면제(등록한 장애인 소유 자동차),

- 산출 보험료 경감(지역가입자 중 등록장애인이 있는 세대로 소득이 360만 원 이하이면서 재산이 1억3천5백만 원 이하인 경우),
- 장기보요양보험료 경감(장애의 정도가 심한 장애인이 장기 요양 보험 가입자 또는 피부양자인 경우),
- 장애인 등록 진단서 발급비 지원(기초생활수급자로서 신규 등록 장애인, 재판정을 받으려는 등록장애인 중 기초생활수급자 또는 차상위계층, 직권으로 재판정을 받아야 하는 등록장애인 등),
- 장애 등록 검사비 지원, 발달 재활 서비스(18세 미만 장애아동), 언어 발달지원(12세 미만 비 장애아동),
- 장애인 보조기기 교부(기초생활수급자 및 차상위계층),
- 장애인 보조기기 건강보험 급여(등록장애인 중 건강보험 가입자와 피부양자), 장애인 의료재활 시설 운영(등록장애인), 여성장애인 출산 비용 지원(여성장애인 중 출산한 사람 및 4개월 이상의 태아를 유산·사산한 사람),
- 장애 입양아동 의료비 지원(18세 미만 장애아동을 입양한 사람), 장애인 건강검진, 특수교육대상자 치료지원 서비스, 장애인 산소치료 요양비 검사 면제(장애의 정도가 심한 호흡기 장애인), 지역장애인 보건의료센터가 있다.

(4) 서비스 측면에서는
- 장애인 활동 지원(수급 자격을 인정받은 장애인),
- 장애아 가족 양육 지원(18세 미만 장애의 정도가 심한 장애인을 양육하는 가정),
- 발달장애인 주간 활동 서비스(18세~64세 이하 지적 및 자폐성 장애

인), 발달장애인 공공후견 지원(만 19세 이상 지적 및 자폐성 장애인), 발달장애인 공공후견인 심판청구 비용 지원(동일), 발달장애인 공공후견인 활동비용 지원(가정법원에서 발달장애인의 공공후견인으로 선임 결정을 받은 자),

- 발달장애인 부모 상담 지원(발달장애인 자녀를 가진 부모와 보호자), 발달장애인 가족 휴식 지원(발달장애인과 그 가족),
- 발달장애인 긴급돌봄(발달장애인 보호자), 실비 장애인 거주시설 입소 이용료 지원(기준중위소득 이하이면서 실비 장애인 거주시설에 입소한 장애인),
- 장애인 자동차 표지 발급, 공동주택 특별 분양 알선(무주택 세대 구성원인 장애인), 법률구조공단 무료 법률 구조 제도(기준중위소득 125% 이하인 등록장애인), 장애인 운전 교육 사업, 장애인 응급안전 알림서비스 등이 있다.

(5) 일자리 측면에서는
- 장애인 고용서비스(등록장애인), 장애인 일자리 지원(18세 이상 등록장애인),
- 장애인 생산품 판매시설 운영 지원(장애인직업 재활시설 등에서 물품을 생산하는 장애인),
- 장애인기업 종합지원센터 운영(3년 미만 장애인기업, 예비 창업자 대상), 장애인 창업 점포 지원사업(장애인 예비 창업자와 업종전환자), 장애인 창업 육성,
- 중증장애인 직업 재활 지원(15세 이상 등록장애인, 특수교육대상자), 장애인 직업 재활 시설 운영(등록장애인),

- 장애인 자립자금 대여(가구의 소득인정액이 기준중위소득 50% 초과이면서 100% 이하인 19세 이상 등록장애인),
- 중증장애인 경력경쟁 채용시험 실시(장애인고용촉진법상 중증장애인),
- 국가공무원과 외교관 후보자 선발 시험 편의 제공(장애인 응시자), 국가직 5급, 7급 공채 영어 검정시험 대체(장애의 정도가 심한 청각장애인),
- 장기복무제대군인 자녀 지정 취업, 중증장애인 직업 재활 지원(15세 이상 미취업 등록장애인, 특수교육대상자),
- 장애인 표준사업장 설립지원, 장애인고용시설 장비 융자·지원(장애인을 고용하여 사업을 운영하고 있거나 장애인을 고용하여 사업을 운영하고자 하는 모든 사업주),
- 장애인 취업 성공 패키지(취업을 희망하는 18세 이상 구직 장애인, 중위소득 60% 이하의 취업을 희망하는 만 18세 이상 구직 장애인), 장애인 직업 능력개발 운영, 보조공학기기 지원(장애인을 고용한 사업주 또는 고용하려는 사업주, 상시근로자 4인 이하의 장애인 사업주, 장애인 근로자, 장애인 공무원) 등이 있다.

(6) 공공요금 관련하여서는

차량 구매 시 도시철도채권 구매 면제, 고궁·능원·국공립 박물관과 미술관·국공립 공연장·공공 체육시설 요금 감면, 공영주차장 주차 요금 감면, 철도·도시철도 요금 감면, 유선통신 요금 감면, 이동통신 요금 감면, 시·청각 장애인 TV 수신료 면제, 시·청각 장애인용 TV, 항공요금 할인, 연안여객선 여객 운임 할인, 고속도로 통행료 할인, 전기요금 할인,

도시가스 요금 할인, 장애인 자동차 검사수수료 할인이 있다.

(7) 세제 혜택 관련하여서는

승용자동차에 대한 개별소비세 면제(500만 원 한도로 면제), 장애인용 차량에 대한 지방세 감면(취득세·자동차세 면제), 차량구매 시 지역개발 공채 구매 면제, 소득세 면제, 장애인 의료비 공제, 장애인 특수교육비 소득공제, 장애인 보험료 공제, 상속세 상속 공제, 증여세 과세액 불산입, 장애인 보장구 부가가치세 영세율 적용, 장애인용 수입품 관세 감면, 산업재산권 출원료 수수료 감면 등이 있다.

(8) 기타 혜택은

여성장애인 가사도우미 파견(저소득 가정의 등록장애인), 가사·간병 방문 지원사업(만 65세 미만의 기초생활수급자, 차상위계층 중에서 장애의 정도가 심한 장애인, 6개월 이상 치료를 요하는 중증질환자 등), 장애인 재활 지원센터 등이 있다.

질문 06 ◖ 장애인 활동지원급여에 대하여 설명해 주세요.

장애인 활동지원급여는 장애인 활동 지원에 관한 법률에 근거하여 혼자서 일상생활과 사회생활을 하기 어려운 장애인의 자립생활을 지원하고 그 가족의 부담을 줄임으로써 장애인의 삶의 질을 높이는 것을 목적으로 하는 제도다.

활동지원급여를 신청할 수 있는 자격은 ①6세 이상부터 65세 미만의 장애인복지법상 등록장애인(소득수준 관계없음), ②65세 이상 장애인 활동지원급여 수급자 또는 수급자였던 사람이 노인장기요양보험법에 따른 장기요양등급을 받은 사람(보전급여), ③65세 미만으로 장기요양등급을 받은 사람(보전급여)이다. 이때 제외되는 대상은 65세 이상 노인이다.

활동지원급여의 종류로는 먼저 다음과 같은 항목에 적용되는 활동 보조금이 있다. 개인위생 관리, 신체기능 유지 증진, 식사 도움, 실내 이동 도움, 청소 및 주변 정돈, 세탁, 취사, 등하교 및 출퇴근 지원, 외출 시 동행의 급여. 또한 방문목욕 지원 급여가 있는데, 이동 목욕용 차량을 이용하여 차량 내 목욕을 지원하거나 욕조, 펌프, 호스릴 등 장비 일체와 차량 내 온수를 사용하여 가정 내 목욕을 지원한다. 이외에도 방문간호로서 간호사 등이 간호, 진료의 보조, 요양에 관한 상담 또는 구강위생 등을 제공하는 급여가 있다.

위 활동지원급여는 월 한도액 내에서 받을 수 있으며 각 급여에는 본인부담금이 포함된다. 활동 보조 급여는 매일 일반적으로 제공할 경우, 22시 이후에 급여를 제공하는 경우 가산 수당이 추가된다.

　장애인 활동지원급여의 활동지원사를 통해서 서비스받았을 때 장기요양급여에서 사용할 수 있는 요양보호사의 서비스를 중복하여 받을 수 없다. 대체로 장애인 활동지원급여의 활동지원사의 케어 서비스가 금액과 시간을 고려하였을 때 효율성이 좋다는 것이 실무에서 알려진 사실이다. 따라서 만 65세 이전에는 장애인 활동지원급여를 통해 케어를 받고, 65세 이후에는 노인장기요양보험에서 장기요양등급을 인정받아 장기요양급여를 통해 케어 서비스를 받는 것이 좋을 수 있다.

질문 07 ● **뇌병변 장애 말고도 다른 장애가 있는데 어떻게 해야 하나요?**

(1) 우선, 산업재해보상보험법에 따른 장해급여를 받을 때는 모든 장해에 대한 진단서(소견서), 검사결과지, 영상 판독지, 진료 기록지 등 모든 서류를 준비하여 한 번에 청구해야 한다.

(2) 장애인복지법상 장애인을 등록할 때는 두 종류 이상의 '장애의 정도가 심하지 않은 장애'가 중복된 경우, 주된 장애(가장 심한 장애)와 차상위 장애(그다음 장애)를 합산할 수 있다. 합산할 수 있는 기준은 두 가지의 큰 기준에서 지체 장애, 뇌 병변 장애, 시각 장애, 청각 장애, 신장 장애, 심장 장애, 호흡기 장애, 간 장애, 안면 장애, 장루·요루장애, 뇌전증 장애의 정도를 고려하여 '장애의 정도가 심한 장애'로 상향된다.

그러나, 합산하지 않는 때도 있는데, ①같은 신체 부위의 지체 장애와 뇌 병변 장애, ②지적장애와 자폐성 장애, ③지적장애, 자폐성 장애, 정신장애와 그에 따른 증상의 일환으로 나타나는 언어장애, ④두 눈, 두 귀처럼 부위는 두 개이지만 하나의 기능을 이루는 대칭성 기관, ⑤같은 팔의 팔 관절(어깨, 팔꿈치, 손목)과 손가락 관절, ⑥같은 다리의 다리 관절(골반, 무릎, 발목)과 발가락 관절은 합산하지 않는다.

(3) 국민연금법에 따른 장애연금을 신청할 때는 국민연금공단이 정한 가중 인정 표에 따라 장애를 합산한다. ①같은 신체 부위에 두 가지 이상의 장애가 발생한 경우거나 ②서로 다른 부위라도 질환 상호 간에 상당한 인

과관계가 있는 경우, 하나의 상병을 원인으로 다른 신체 부위에 장애가 발생한 경우, 뇌의 기질적 장애에 의하여 신경장애와 정신장애가 복합적으로 나타난 경우, 기타의 경우이다.

노인장기요양보험은 노인장기요양보험법에 따라 국민건강보험공단에서 운영하는 제도로 고령이나 노인성 질병 등으로 일상생활을 혼자서 수행하기 어려운 이들에게 신체활동 및 일상생활 지원 등의 서비스를 제공하여 노후 생활의 안정과 그 가족의 부담을 덜어주기 위한 사회보험 제도이다.

신청 대상은 ①소득수준과 상관없이 노인장기요양보험 가입자와 그 피부양자, ②의료급여수급권자로서 65세 이상 노인과 65세 미만의 노인성 질병(뇌졸중 등)이 있는 자다.

받을 수 있는 급여 내용은

(1) 시설급여로서 요양시설에 장기간 입소하여 신체활동 지원 등을 제공받는 것,

(2) 재가급여는 방문요양, 방문목욕, 방문간호, 주·야간 보호, 단기 보호, 기타 재가급여로 구분되는데, ①방문요양은 장기요양요원이 수급자의 가정 등을 방문하여 신체활동 및 가사 활동 등을 지원하는 것이다. ②방문목욕은 장기요양요원이 목욕 설비를 갖춘 장비를 이용하여 수급자의 가정 등을 방문하여 목욕을 제공하는 것이다. ③방문간호는 장기요양요원인 간호사 등이 의사, 한의사 또는 치과의사의 지시서에 따라 간호, 진료의 보조, 요양에 관한 상담 또는 구강위생 관리 등을 제공하는 것이다. ④주·야간 보호는 하루 중 일정한 시간 동안 장기요양기관의 보호하에 신체활

동 지원 및 심신 기능의 유지·향상을 위한 교육·훈련 등을 제공하는 것이다. ⑤단기 보호는 일정 기간 장기요양기관에 보호하여 교육·훈련 등을 제공하는 것이다. ⑥기타 재가급여는 복지용구에 대한 것이다. 복지용구는 별도의 문답으로 안내하고자 한다.

(3) 특별현금급여로서 장기요양 인프라가 부족한 가정, 천재지변, 신체·정신 또는 성격 등 그 밖의 사유로 장기요양기관이 제공하는 장기요양급여를 이용하기 어렵다고 인정받는 경우 가족요양비를 지급받을 수 있다.

　　장기요양인정 유효기간은 장기요양 1등급은 4년, 2등급·3등급·4등급은 3년, 5등급 및 인지지원등급은 2년이다.

복지용구는 구매방식과 대여방식으로 나뉜다. 구매방식은 장기요양등급을 받은 수급자가 구매 품목에 대해 본인부담금을 부담하고 구매하는 방식이고, 대여방식은 대여 품목을 일정 기간 대여하고 당해 제품의 대여 가격에서 본인부담금을 부담하는 방식이다.

복지용구에 대한 연 한도액은 수급자 1인당 연간 160만 원이다(보건복지부고시 제2024-253호). 구매 또는 대여한 복지용구를 사용하다가 신체기능 상태의 변화 등으로 인하여 품목의 변경을 희망할 때는 복지용구 추가급여 신청서를 공단에 제출하고 인정을 받으면 품목을 다시 정할 수 있다.

■ 복지용구 급여범위 및 급여기준 등에 관한 고시 [별지 제2호서식]<개정 2024.12.16.>

복지용구 추가급여신청서

(앞쪽)

구 분	[ ] 훼손여부 확인		[ ] 신체기능상태 변화 확인		[ ] 기타	
신청인 (본인)	성 명			생년월일		
	주 소			전화번호		
	실거주지					
	장기요양인정번호			장기요양등급		
	성 명			생년월일		

구매와 대여를 할 수 있는 품목에 대하여 사용 가능 횟수, 급여 한도에 대한 정보는 다음과 같다.

급여방식	품목명	사용 가능 횟수	급여 한도
구매 품목	이동 변기	5년	1개
	목욕 의자	5년	1개
	성인용 보행기	5년	2개
	안전 손잡이	–	10개
	미끄럼방지 양말	–	6개
	미끄럼방지 매트, 액	–	5개
	간이변기	–	2개
	지팡이	2년	1개
	욕창 예방 방석	3년	1개
	자세 변환 용구	–	5개
	요실금팬티	–	4개
대여 품목	수동휠체어	5년	1개
	전동침대	10년	1개
	수동침대	10년	1개
	이동 욕조	5년	1개
	목욕 리프트	3년	1개
	배회감지기[16]	5년	1개
구매 또는 대여 품목	욕창 예방 매트리스	3년	1개
	경사로 실외용(대여)	8년	1개
	경사로 실내용(구매)	2년	6개

①위 사용 가능 횟수에도 불구하고 기간이 지난 제품 중에 외형 및 작동 상태에 이상이 없는 제품 등은 사용 가능 횟수의 1/2의 범위 내에서 연장하여 대여할 수 있다.

---

16) 실내 · 외 환경에서 수급자의 활동 상태를 관찰하여 필요에 따라 경보를 전하는 목적의 제품

②사용 가능 횟수가 정해진 품목은 사용 가능 횟수 내에 품목당 1개의 제품만 구입 또는 대여할 수 있다. 전동침대와 수동침대는 동일 품목으로 간주한다.

③위 표에서 보면 '구입 또는 대여 품목'이라고 표기된 품목은 구입과 대여를 동시에 할 수 없다. 다만 경사로는 예외적으로 실외용과 실내용을 구분하여 대여와 구입 방식으로 동시에 이용 가능하다.

④앞 장의 표에서 사용 가능 횟수가 정해지지 않은 품목(라고 표기된 품목)은 연 한도액(공단부담금 +본인부담금) 적용 기간(최초 장기요양인정 유효기간 시작 일부터 매 1년) 동안 구입 또는 대여할 수 있다.

노인장기요양보험과 관련하여 뇌졸중 환자와 그 가족이 알
아야 하는 점은 무엇이 있을까요?

(1) 노인장기요양보험 장기요양급여를 받을 수 있는 사람

수급자가 될 수 있는 사람은 65세 이상 노인과 노인성 질병(뇌졸중 관련
은 I60~I69의 상병코드)이 있는 65세 미만인 사람으로 건강보험 가입자,
피부양자, 의료급여 수급권자가 대상이다. 외국인도 건강보험에 가입된
사람이라면 가능하다.

(2) 장기요양을 신청할 때 필요한 서류

노인장기요양법에서 지정한 서식의 장기요양신청서, 의사 소견서이다.

(3) 장기요양등급이 하향되었는데 어떻게 해야 할까.

장기요양등급 1~2등급을 받고 시설급여를 받고 있던 사람이 장기요양
등급 갱신 절차에 따라 3~5등급으로 하향된 때에는 시설급여가 제한된
다. 그러나 주요 수발자인 가족의 수발이 곤란한 경우, 주거 환경이 열악
하여 시설 입소가 불가피한 경우, 치매 등에 따른 문제 행동으로 인해 재
가급여를 이용할 수 없는 경우와 같은 특별한 사정이 있다면 등급 판정위
원회에서 급여 종류 내용 변경을 인정받고 시설에 계속 입소할 수 있다.

(4) 장기요양인정조사 관련해서 국민건강보험공단의 직원이 자택으로 방
문하여 장기요양인정을 위한 조사를 할 때 내용은 다음과 같다.

신체기능 영역(세수하기, 양치질하기, 대·소변 조절하기 등), 사회 생

활기능 영역(금전 관리, 물건 사기, 식사 준비하기 등), 인지기능 영역, 행동 변화 영역(다양한 행동의 변화), 간호 처치 영역(기관지 절개관 간호, 산소요법, 욕창 간호, 도뇨 관리 등), 재활 영역, 복지용구, 지원 형태, 환경평가, 시력·청력 상태, 질병 및 증상에 대하여 조사를 하게 된다.

(5) 장기요양 인정을 받으면 모든 급여를 다 받을 수 있을까.

그렇지 않다. 수급자는 장기요양인정서에 기재된 급여 종류 내에서만 장기요양급여를 받을 수 있다. 만일 장기 요양 인정·장기 요양 등급·장기요양급여 장기요양급여 비용 등에 관하여 공단의 처분에 이의가 있을 때는 그 처분을 행한 국민건강보험공단 지사에 심사청구를 하여 이의를 제기할 수 있다. 심사청구가 아닌 다른 방법으로는 장기요양급여 종류를 변경하여 다른 급여를 받고자 할 때는 국민건강보험공단에 급여 종류·내용 변경 신청을 해야 한다.

(6) 장기요양인정을 받았으나, 장기요양급여를 이용하지 않고 다른 제도에서 보호받고 있을 때 장기요양등급이 취소가 될까.

장기요양급여에 대한 이용할 권리는 수급자 본인에게 있으므로 취소되지 않는다.

(7) 2개 이상의 장기요양기관과 급여 계약이 가능할까.

급여의 종류마다 다르다. 재가급여의 경우 2개소 이상의 장기요양기관과 급여 계약이 가능하지만, 월 한도액은 정해져 있으므로 초과 여부를 확인해야 한다. 반면, 재가급여와 시설급여는 중복하여 계약이 불가하다.

(8) 요양병원에 입원한 뇌졸중 환자도 장기요양급여를 이용할 수 있을까.

그렇지 않다. 요양병원은 국민건강보험법에 따라 건강보험급여를 제공하는 곳이다. 따라서 노인요양시설이 아닌 요양병원에 입원하면 의료기관에 입원한 기간에는 전동침대 · 수동침대 · 이동 욕조 · 목욕 리프트를 받을 수 없다. 다만 복지용구를 대여하는 기간 도중에 의료기관에 입원한 때에는 최대 15일까지 대여할 수 있다.

(9) 병원의 가정간호[17]를 받는 대상자가 장기요양급여의 방문간호를 같이 받을 수 있을까.

정답은 각각 이용이 가능하다는 것이다. 가정간호는 국민건강보험법에 따른 의료 서비스이고, 방문간호는 노인장기요양보험법에 따른 장기요양 서비스이기 때문이다. 그러나 같은 날에 방문간호와 가정간호를 이용할 수는 없다.

(10) 복지용구는 누구나 이용할 수 있을까.

장기요양 수급자는 자신의 신체기능 상태에 따라 이용할 수 있다. 다만, 시설급여를 제공하는 장기요양기관에 입소할 때는 복지용구를 이용할 수 없다. 복지용구 사업소와 복지용구 제품에 대한 정보는 고객센터(1577-1000)에 문의하거나 노인장기요양보험 홈페이지에서 검색할 수 있다.

(11) 복지용구 대여가격

대여가격은 월 단위(매월 초일부터 말일까지)로 산정되고 월 중에 노인

---

17) 본 저서의 100문 100답 중 일상생활을 다룬 5장의 '질문 06'에서 병원의 가정간호 사업에 관한 내용을 다루고 있다.

장기요양보험에 따른 급여가 시작되거나 종료되는 때에는 일자별로 급여 비용을 산정한다. 이때 대여 일수가 그 월에 15일 미만일 때에는 월 15일로 산정할 수 있다. 복지용구에 대한 한도액은 연 160만 원이다.

(12) 산업재해보상보험법에서 간병 급여를 받고 있을 때 노인장기요양보험법에 따른 장기요양급여를 받을 수 있을까.

우선 장기요양등급별 월 한도액 내에서 산업재해보상보험법에 따른 간병 급여를 먼저 소진하고 남은 금액에 한해서 장기요양급여를 받을 수 있다.

(13) 방문요양서비스를 이용하던 중에 단기간 병원에 입원할 경우, 병원에서 방문요양을 받을 수 있을까.

답은 '그럴 수 없다'이다. 의료기관에 입원 중인 수급자에 장기요양급여를 제공할 수 없다는 점을 장기요양급여 관련 고시에서 명확히 규정하고 있기 때문이다.

(14) 인지지원등급은 어떤 급여를 이용할 수 있을까.

경증 치매 질환자의 장기요양급여 이용 확대에 따라 2018년 1월 1일 인지지원등급이 신설되었는데, 재가급여 중 주·야간 보호와 복지용구, 장기요양가족휴가제의 단기 보호 및 종일 방문 요양급여를 이용할 수 있다.

가족 중에 뇌졸중에 걸린 분이 주로 소득을 내시던 분인데 뇌졸중 때문에 생활이 많이 어려워졌습니다. 어떻게 해야 할까요?

뇌졸중 등으로 인하여 주 소득자의 실직으로 생계유지가 어렵게 된 위기 상황에 놓인 가구가 있다면 긴급복지 지원사업을 신청할 수 있다. 지원받을 수 있는 사업은 생계지원(식료품비, 의료비, 냉방비 등 생계 유지비)으로 1인 기준 약 70만 원 정도가 지원되며 최대 6회까지 지원된다. 의료지원(각종 검사와 치료 등 의료 서비스)으로 300만 원 이내로 지원되고 최대 2회 지원된다.

주거지원(국가·지자체 소유 또는 타인 소유의 임시거소 제공)으로 대도시 1인 기준으로 약 39만 원이 지원되며 최대 12회 지원된다. 복지시설 이용지원(사회복지시설 입소 또는 이용 서비스)으로 1인 기준 월 약 50만 원이 지원되며 최대 6회까지 지원된다.

지원을 받기 위해서는 소득 기준, 재산 기준, 금융재산 기준을 충족하여야 한다. 소득은 기준중위소득의 75%이어야 하고, 재산은 대도시 24,100만 원, 중소도시는 15,200만 원, 농어촌은 13,000만 원을 넘으면 안 된다. 금융재산은 가구원 수별 일상생활 유지(생활준비금)를 위해 필요한 금액에 600만 원을 합산한 금액이다. 주거지원은 200만 원을 추가한 금액을 요구하기 때문에 좀 더 완화되어 있다. 생활준비금은 1인 약 820만 원, 2인 약 960만 원, 3인 약 1,070만 원, 4인 약 1,170만 원이다.[18]

---

18) 2024년 기준

모든 사람에게 지원하는 만능 지원사업은 아니다. 국민기초생활 보장법, 의료급여법, 사회복지사업법, 가정폭력 방지 및 피해자보호 등에 관한 법률, 성폭력 방지 및 피해자보호 등에 관한 법률, 사회복지공동모금회법, 청소년복지 지원법 등 다른 법률에 따라 긴급지원과 같은 내용의 구호·보호나 지원을 받을 때는 긴급 지원을 받을 수 없다.

또한, 해당 지원이 종료되면 동일한 위기 사유로는 다시 지원할 수 없고, 다시 지원을 받기 위해서는 2년이 경과하여야 하며 생계지원은 1년이 경과하여야 한다. 지원을 받고자 하는 사람은 지원요청을 거주하는 곳의 행정복지센터에 해야 한다.

긴급복지 지원사업으로 지원을 받고 있습니다. 가정의 경제 상황이 계속 안 좋으면 어떻게 조치해야 할까요?

긴급복지 지원사업의 긴급지원을 받았거나 받고 있는 상황이라고 하더라도 국민기초생활보장 수급자를 신청하는 것이 좋다. 기초생활수급자로 선정이 되면 생계지원, 의료지원, 주거지원, 교육지원은 중복지원이 불가하기 때문에 두 개 중에서 더 유리한 쪽으로 선택해야 한다. 하지만, 중한 질병의 경우 지원이 필요하다고 판단되는 경우에는 예외적으로 긴급의료 지원이 가능하다. 뇌졸중은 중한 질병으로 판단될 가능성이 높기 때문에 행정복지센터에 문의를 한 번이라도 더 해보는 것이 좋다.

두 번째는 차상위계층 의료급여 수급 신청, 한부모가족지원법에 따른 아동 양육비 지원 등 각종 사회복지서비스를 상담받아야 한다. 행정복지센터의 담당자와 상담을 해보는 것이 좋다.

질문 13 ● **긴급복지 지원사업으로 자주 나오는 질문은 무엇이 있을까요?**

(1) 뇌졸중이 발생하여 산재를 신청하였으나, 결과가 나올 때까지는 수개월이 걸리는 상황일 때 긴급지원으로 생계지원, 의료지원이 가능할까.

산재 판정까지는 상당한 기간이 소요되기 때문에 그 기간 동안 생계유지 및 의료비를 감당하기 곤란하다고 판단되는 경우에는 긴급지원이 가능하다.

(2) 뇌졸중 산재로 인하여 병원비와 휴업급여(월급 대체)를 받았다가 산재 기간이 종료된 경우에는 긴급생계지원을 요청할 수 있을까.

원칙적으로 다른 법률에 의하여 긴급지원의 내용과 동일한 내용의 구호·보호나 지원을 받고 있는 경우에는 긴급지원을 받을 수 없다. 그러나, 실업급여든, 휴업급여든 다른 법률에 의하여 더 이상 지원을 받지 못하고 생계가 곤란한 경우에는 지원 신청이 가능하다.

(3) 외래 진료를 통해 MRI 검사를 하였고, 그 이후에 검사 결과에 따라 긴급 의료지원을 받게된 경우, 의료지원을 받기 전 MRI 검사 비용도 돌려받을 수 있을까.

의료지원은 지원이 결정된 질병에 대해 입원에서 퇴원까지의 검사, 치료에 소요된 비용을 지원하는 것이기 때문에 입원 전에 사용한 검사 비용은 지원이 불가하다. 그러나 이 경우에도 당일 검사 및 입원으로 연계되는 때에는 지원이 가능하다.

(4) 뇌경색 등 재활치료를 목적으로 요양병원 입원한 때에도 긴급의료지
원이 가능할까.

재활치료 같이 만성적으로 앓고 있는 질환에 대한 지원은 원칙적으로
불가하지만 뇌경색처럼 중한 질병으로 인하여 요양병원에 입원한 때에는
해당 요양병원의 전문의 진단서가 있을 때에 지원이 가능하다. 다만 재활
치료만을 위한 지원은 불가하다. 예컨대 급성기 병원에서 뇌졸중 수술을
받았으나 퇴원 조치를 받아 뇌졸중 관련 전문의가 있는 요양병원에 입원
한 경우이다.

(5) 긴급의료지원을 신청할 타이밍을 놓친 경우 소급해서 신청이 가능할
까.

긴급의료지원은 의료비 지원이 결정된 질병에 대해서 입원부터 퇴원까
지 지원하는 제도다. 의료비 지원 결정 이전에 미지급한 의료비는 소급하
여 적용될 수 없다.

(6) 위기사유가 발생하고 언제까지 지원이 가능할까.

최근 1년 이내에 발생한 사유를 고려한다. 갑작스런 주 소득자의 상실로
인한 충격, 소득을 보전하기 위한 구직활동, 경제적 어려움의 누적 등을
고려한 것이다.

(7) 차상위 자활, 장애인일자리 사업, 공공근로 참여자가 사업 종료로 인
하여 일을 그만두는 경우도 위기사유로 볼 수 있을까.

그렇지 않다. 대부분 사업 시행 기간이 정해져 있기 때문에 갑작스런 위
기 상황으로 보기는 어렵다. 다만 뇌졸중처럼 중한 질병으로 참여가 곤란

하여 소득을 상실하게 되는 경우에는 '중한 질병 및 부상'의 위기사유로서 긴급지원이 가능하다.

⑻ 주 소득자가 아닌 부 소득자의 소득 요건도 충족이 되어야 할까.

부 소득자의 소득요건은 별도로 고려하지 않지만 가구 전체의 소득이 기준 중위소득 75% 이하라는 요건은 충족해야 한다.

⑼ 월세 체납 등으로 집에서 쫓겨날 위기에 처하여 긴급주거지원을 받는 가구가 생계도 곤란한 경우 생계 관련 위기사유 요건(주 소득자의 가출, 사망)에 해당하지 않아도 생계지원이 가능할까.

위기사유 중 하나에 해당되고 가구에 소득자가 없거나, 소득이 적어 생계가 곤란하다고 판단되면 지원이 가능하다.

⑽ 주 소득자의 중한 질병 및 부상으로 회사에서 무급 휴직을 신청한 경우 긴급생계지원 신청이 가능할까.

중한 질병 및 부상으로 주 소득자가 근로를 할 수 없어 소득을 상실한 것이고, 생계가 곤란하다면 신청이 가능하다. 반대로 무급 휴직이 아니라 유급 휴직상태인 때에는 소득 상실로 볼 수 없기 때문에 지원이 어렵다.

⑾ 생명보험 피보험자에 대한 긴급의료지원이 가능할까.

긴급지원사업은 3차 사회안전망으로서 소득의 중단과 예외적 지출이 발생할 경우 이를 보전해 주어 기본적인 생계를 유지할 수 있도록 하는 제도다. 긴급지원을 신청하려는 사람이 개인적으로 보험에 가입하여 보험금으로 병원비를 충당할 수 있다면 긴급지원을 받을 수 없다.

다만, 의료실비보험처럼 병원비만 청구하는 보험인 경우에는 생계 곤란의 정도를 확인하여 생계지원을 받을 수 있다.

(12) 긴급지원사업 이외에 사업에서 의료비를 받은 경우에도 긴급지원을 받을 수 있을까.

재난적의료비 지원사업 등에서 의료비를 지원받고 있는 때에는 긴급지원을 받을 수 없는 것이 원칙이다. 그러나 다른 사업에서 의료비를 지원받더라도 남은 잔액이 여전히 부담이 되어 감당하기 어렵다고 인정되는 때에는 지원 한도 범위 내에서 지원 받을 수 있다.

재난적의료비 지원사업은 질병·부상 등으로 가구의 부담 능력을 넘어서는 의료비가 발생하였을 때, 경제적으로 충분한 치료를 받지 못하는 문제가 발생하지 않도록 건강보험이 보장하지 않는 부분에 대한 의료비를 지원해 주는 사업이다.

재난적의료비 지원 대상은 다음 요건을 모두 충족해야 한다.
①본인부담산정특례 등록된 자, ②기준중위소득 100% 이하, ③재산 합산액이 5억 4천만원 이하, ④본인부담의료비가 기초생활수급자·차상위계층은 80만원 초과 시, 기준중위소득 50% 이하는 160만원 초과 시, 기준중위소득 51% 이상, 100% 이하는 연 소득 대비 15% 초과 시라는 기준금액을 초과하는 경우 지원 받을 수 있다.
입원 중에도 소득·재산 기준·의료비 부담 수준 등 요건을 모두 충족하면 공단에 긴급의료비 지원사업 대상자 확인 신청을 할 수 있다. 다른 법령에 따른 의료비 지원을 받은 경우에는 해당 지원 액수를 제외하고 긴급의료비 지원사업을 신청할 수 있으며 남은 본인부담금에 대한 긴급의료비 지원이 이루어진다.

지원금액은 전액본인부담금, 비급여, 급여일부본인부담금 중 예비급여·선별급여·65세 이상 임플란트·병원 2~3인실 입원료·추나요법·의료급여 대상자의 노인 틀니 금액이다. 그 외 급여일부본인부담금은 제외된다. 그리고, 지원금액에서 다른 법률에 따른 의료비 지원금, 민간보험금을 차감한 본인부담의료비 액수에 50%를 곱하여 지급된다.

지원금액 = (전액본인부담금 + 비급여 − 의료비 지원금 − 민간 보험금) * 50%

　재난적의료비는 다른 법령(산재보험법, 자동차보험 등) 또는 계약에 따라 급여 · 금품 등을 받았거나 받을 수 있는 때에는 해당 액수를 제외하고 지원금액을 산정하여 지급하게 된다.

본인일부부담금 산정특례는 국민건강보험법에 따른 요양급여(급여, 비급여) 비용의 일부를 본인이 부담하는 것이다. 뇌졸중 환자의 경우 산정특례 대상에 해당하여 등록하려 할 때에는 건강보험 중증질환자 산정특례 등록 신청서를 국민건강보험공단 근처 지사 또는 병원에 제출해야 한다.

산정특례는 진단 확진일로부터 30일 이내 신청하는 경우 진단 확진일로부터 소급하여 적용하고, 30일이 지나고 나서 신청하는 경우 신청일부터 적용한다. 따라서 진단 확진일부터 산정 특례의 적용을 받으려는 뇌졸중 환자나 가족은 뇌졸중 진단 확진일로부터 30일 이내에 산정특례를 신청해야 한다.

위 적용과 별개로 뇌졸중의 경우 본인부담 산정특례를 적용할 수 있는 상병명과 수술명의 기준이 있다.

①다음 장 표에 기재되어 있는 상병명의 '뇌졸중 환자'가 해당 상병의 치료를 위하여 표 내용에 있는 '수술을 받은 경우' 최대 30일이 적용된다. ② 다음 장 표에 기재되어 있는 상병명의 '뇌출혈 환자'가 급성기 병원에 입원하여 진료를 받은 경우 최대 30일이 적용된다. 이때 수술을 받지 않은 경우를 의미한다. ③다음 장 표에 기재되어 있는 상병명의 '뇌경색 환자'가 증상 발생 24시간 이내에 병원에 도착하여 입원 진료 중 NIHSS[19]가 5점 이상인 경우 최대 30일이 적용된다. 이때 수술을 받지 않은 경우를 의미한다.

---

19) 뇌졸중의 중등도를 평가하고 치료 반응 및 예후를 예측하는데 사용되는 표준화된 신경학적 평가 도구

상병명(상병코드)
• 뇌혈관 질환 (I60~I67)
• 경동맥의 동맥류 및 박리 (I72.0)
• 후천성 동정맥루 (I77.0)
• 순환계통의 기타 선천기형 (Q28.0~Q28.3)
• 두개내손상 (S06)

수술명(수술코드)
• 혈종제거를 위한 개두술(S4621, S4622)
• 뇌동맥류수술(S4641, S4642)
• 뇌동정맥기형적출술(S4653~S4658)
• 두개강내 혈관문합술(S4661, S4662)
• 단락술 또는 측로조성술(S4711~S4715)
• 뇌엽절제술(S4780)
• 뇌 기저부 수술(S4801~S4803)
• 중추신경계정위수술-혈종제거(S4756)
• 경피적풍선혈관성형술(M6593, M6594, M6597)
• 경피적뇌혈관약물성형술(M6599)
• 경피적혈관내 금속스텐트삽입술(M6601, M6602, M6605)
• 경피적혈전제거술(M6630, M6632,M6635, M6636, M6637, M6639)
• 혈관색전술(M1661~M1667, M6644)
• 천두술(N0322~N0324)
• 개두술 또는 두개절제술(N0333)
• 혈관내 죽종제거술(O0226, O0227, O2066)
• 경동맥결찰술(S4670)
• 뇌내시경수술(S4744)
• 뇌 정위적 방사선수술(HD113~HD115)

산정특례 기간이 지난 경우에도 본인일부부담금 산정특례에 등록한 뇌졸중 환자가 특례기간 종료 시점에 등록된 질환이 남아있다는 것이 확인된 경우이면서 해당 질환으로 계속 치료 중인 경우에는 산정특례 '재등록'을 신청할 수 있다.

질문 16 ● **본인일부부담금 산정 특례 관련 자주 나오는 질문은 무엇이 있나요?**

(1) 산정특례 등록 신청서 작성 기준과 확진일은 어떻게 될까.

담당의사가 산정특례 등록기준에 근거하여 신청서를 작성하여야 하고, 확진일은 담당의사가 중증질환 산정특례로 최종 판단한 날을 기재하면 된다.

(2) 산정특례의 적용 범위는 어디까지일까.

산정특례는 등록하려는 질환과 의학적으로 인과관계가 분명하다고 진료의사가 판단하는 합병증까지 적용된다. 그리고 건강보험 요양급여기준의 적용을 받는 진료 건에 대하여 적용되지만 선별급여, 2 · 3인실 입원료, 입원 식대 등 일부 항목은 제외된다.

(3) 기존 병원에서 중증질환 진료를 보다가 새로운 병원으로 옮겨서 진료를 보던 중 중증질환으로 확진된 경우, 기존 병원에서 사용한 병원비도 산정특례가 적용될까.

본인일부부담금 산정특례는 확진일부터 적용되기 때문에, 기존 병원에서 사용한 진료비 중에서 확진일 당일에 사용한 병원비만 적용된다.

(4) 한의원도 중증질환 산정특례가 가능할까.

산정특례 대상이 해당 중증질환에 대하여 한의원에서 등록 신청하는 경우에는 적용이 불가능하다. 다만 한방병원은 경감된 본인부담률이 적용된다.

(5) 급성기 중증 뇌출혈 환자의 산정특례 적용 기준은 무엇일까.

상병코드 I60~I62를 주상병으로 입원한 환자 중에 영상 검사 등을 고려한 의학적 판단에 따라 급성기로 진단된 경우 적용된다. 즉 급성기가 아닌 재활치료를 위해 요양병원에 입원한 경우에는 특례대상이 아니다.

(6) I63 상병코드의 뇌경색 환자가 증상 발생 24시간 이내에 도착하여 입원 진료 중에 NIHSS가 5점 이상인 경우에는 산정특례가 적용되는데, '24시간 이내'란 어떤 의미일까.

24시간 이내의 의미는 증상 발생(또는 발견) 후 병원에 도착한 시간을 기준으로 한다. 이때 다른 병원에 처음으로 갔다가 해당 병원에 내원한 경우에는 증상 발생(또는 발견)으로부터 처음 간 병원에 도착한 시간을 기준으로 한다.

(7) I63 상병코드의 뇌경색 환자가 뇌경색을 진단받기 전에, 질환이 발생하고 나서부터 24시간 이내에 동네 의원으로 방문하였다가 며칠이 지나고 나서 뇌졸중센터가 있는 병원에 간 경우 산정특례가 적용이 될까.

뇌졸중 증상이 있어 동네 의원에 내원하여 진료를 받았으나, 뇌졸중을 진단받지 못하고 귀가조치를 받은 경우에는 환자 본인의 의사로 귀가한 것이 아니기 때문에 동네 의원을 기준으로 24시간 이내인지 여부를 따져 산정특례를 적용한다.

본인부담상한액 사후환급금은 과도한 의료비로 인한 가계 부담을 덜어 주기 위하여 가입자가 부담한 연간(1월 1일~12월 31일) 건강보험 본인일 부부담금 총액이 본인부담상한액을 초과하는 경우, 그 초과액을 공단에서 부담하는 제도다. 사전급여와 사후급여로 구분하여 운영되고 있다. 이때 비급여, 전액본인부담, 선별급여, 임플란트, 상급병실(2·3인실) 입원료, 추나요법, 상급종합병원 외래 경증 질환 초·재진 등 본인부담금은 제외 된다. 제외되는 부담금은 긴급의료비지원을 통해 보전될 수 있다.

이때, 사전급여는 같은 요양기관에서 연간 본인이 부담한 건강보험 본 인일부부담금 총액이 최고 상한액(23년도 780만 원)을 초과하면, 초과하 는 금액은 요양기관이 환자에게 받지 않고 공단에 청구하여 받는 것이고, 사후급여는 본인이 부담한 건강보험 본인일부부담금 총액이 상한액을 초 과하여 부담하면 공단이 이를 확인하여 초과금을 진료받은 분에게 돌려주 는 것을 말한다. 개인별 상한액은 매년 8월경 연평균 보험료를 산출하여 본인부담상한액을 결정하게 된다.

2023년에 지출한 의료비는 2024년 9월 2일부터 국민건강보험공단에 신청하여 돌려받을 수 있다. 2023년 의료비에 대한 개인별 본인부담상한 액 확정을 통해 2024년에는 201만 1,580명이 2조 6,278억 원을 개인의 조 건에 맞춰 돌려받게 된다. 약 201만 명 중에서 약 2.5만 명은 2024년 9월 이전에 미리 받았고, 약 93만 명은 지급 동의 계좌 신청을 하였기에 별도의 신청 절차 없이 지급되었다. 그 외 약 106만 명은 개인별 신청을 받아 지급되기 때문에 자신의 본인부담상한액을 초과하는 사전급여, 사후급여를 돌려받을 수 있도록 국민건강보험공단에 상담 및 신청하여야 한다.

(1) 59세 박지순(가명) 님은 2023년 희귀질환으로 병원에서 관련 치료를 받아 비급여 비용을 제외한 총진료비 5억 3,769만 원이 발생하였는데, 본인일부부담금 산정 특례 혜택 등에 따른 4억 8,382만 원의 공단부담금에도 불구하고 본인부담의료비 5,386만 원(본인부담금 10%)을 냈다.

박지순 님은 2023년도에 이미 본인부담상한제 최고상한액을 넘어 본인부담상한액(1,014만 원)만 본인이 부담하고, 이를 초과한 4,370만 원은 공단에서 부담하였다. 2024년 8월에 박지순 님은 본인부담상한제 사후정산에서 소득 9분위, 본인부담상한액 497만 원으로 확정되어 공단으로부터 추가 517만 원을 받을 수 있게 되었다. 이를 통해, 박지순 님은 2023년 상한제 제외(선별급여, 상급병실 등) 비용 2만 원을 제외한 본인부담의료비 5,384만 원 중 497만 원만 본인이 부담하고, 나머지 4,887만 원은 공단이 부담함으로써 의료비로 인한 가계 부담을 크게 덜 수 있었다.

(2) 61세 고재길 님은 2023년 간암 및 중증 난치질환 등으로 병원에서 관련 치료를 받아 비급여 비용을 제외한 총진료비 1억1,545만 원이 발생하였는데, 산정 특례 혜택(암 질환 본인부담금 5%, 중증 난치질환 본인부담금 10%) 등에 따른 1억357만 원의 공단부담금에도 불구하고 본인부담의료비 826만 원이 나왔다

2024년 8월에 고재길님은 본인부담상한제 사후정산에서 소득 1분위, 본인부담상한액 87만 원으로 확정되어 공단으로부터 649만 원을 받을 수

있게 되었다. 결과적으로, 고재길 님은 2023년 상한제 제외(선별급여, 상급병실 등) 비용 90만 원을 제외한 본인부담의료비 736만 원 중 87만 원만 본인이 부담하고, 나머지 649만 원은 공단이 부담하여 의료비 부담으로 인한 경제적 어려움을 덜 수 있었다.

상병수당은 보건복지부에서 운영하는 제도로 취업자가 업무와 관련 없는 질병 또는 부상으로 일을 하지 못할 때 치료에 집중할 수 있도록 소득을 지원하는 제도다. 하루에 47,560원을 지급하는 사업으로 1단계 시범사업부터 3단계 시범사업까지 전국 14개의 지자체[20]에서 운영 중이었으나, 1단계 시범사업 일부 지역인 천안시, 부천시 등은 사업이 종료되었다.

상병수당 제도는 시범사업으로 운영되었고 2025년에 전국 본사업으로 전환될 예정이었지만 2027년으로 2년 더 연기되었으며 2025년 상병수당 예산안이 146억500만 원(2024년 예산)에서 36억 1,400만 원으로 삭감되었다. 1단계 시범사업 지역은 2025년까지 사업 기한이 연장되었지만 2025년 예산안에는 1단계 시범사업의 예산이 일절 반영되지 않았다. 따라서 창원을 포함한 순천시, 포항시, 서울 종로구 등 1단계 시범사업 지역 역시 종료될 것이다.

상병수당의 지원을 받을 수 있는 대상자는 현재 본 사업이 아닌 시범사업이기 때문에 시범사업의 모형(지역)마다 요건과 효과가 조금씩 다르다. 3단계 시범사업 모형을 기준으로 보면,

---

20) 1단계 시범사업: 서울 종로구, 경기 부천시, 충남 천안시, 전남 순천시, 경북 포항시, 경남 창원시
2단계 시범사업 : 경기 안양시, 경기 용인시, 대구 달서구, 전북 익산
3단계 시범사업 : 전북 전주시, 강원 원주시, 충북 충주시, 충남 홍성군

(1) 지원 대상자 관련한 요건은 ①시범사업 지역의 거주자, ②만 15세 이상부터 만 65세 미만, ③대한민국 국적자, ④신청인이 속한 가구의 소득이 기준중위소득 120% 이하인 경우, ⑤건강보험 직장가입자 60일 동안 30일이상 자격 유지하였을 때 또는 고용보험, 산재보험 60일 동안 30일 이상자격 유지하였을 때 또는, 일용근로자는 30일 중 10일 이상(60일 중 20일이상) 가입하였을 때 또는, 자영업자는 사업자등록 3개월 이상이면서 3개월 평균 매출 206만 원 이상인 경우라는 요건을 갖춰야 한다.

(2) 상병수당의 지원 요건은 업무 외 질병 · 부상으로 8일(대기기간 7일)이상 연속하여 일하지 못한 경우여야 하고, 수습 기간 일을 하지 않았으며, 보수를 받지 않았음에 대하여 사업주, 소득 지급처 등의 확인이 필요하다.

(3) 상병수당의 효과는 최대 150일까지 지급할 수 있다는 것이다. 대기기간 7일을 빼고 지급하는 것을 고려하여야 한다.

   기타 정보로는 재난적 의료비를 지원받고 있다고 하더라도 상병수당을 신청할 수 있다는 점, 고용보험 실업급여를 받을 때에는 상병수당을 신청할 수 없다는 점, 다른 법률에서 지원금을 신청한 경우(고용보험, 산재보험, 생계급여 등), 심사 기간이어서 소득이 없을 때도 상병수당 신청은 가능하지만 추후 지급액 차감, 환수 등의 문제가 발생할 수 있는 점, 시범사업이 기간이 종료된 후에도 이미 상병수당을 받는 사람은 건강보험공단을 통해 승인받은 급여 기간까지 받을 수 있는 점 등이 있다.

기초생활보장 수급자라는 말은 한 번쯤 들어봤을 것이다. 기초생활 보장법에서 생활이 어려운 사람에게 필요한 급여를 시행하여 이들의 최저생활을 보장하고 자활을 돕는 것을 목적으로 여러 가지 급여를 지급하는 것이다.

우선 기초생활 수급을 받기 위해서는 알아야 하는 두 가지 원칙이 있다. 신청주의와 직권주의다. 신청주의란 말 그대로 혜택을 보려는 사람이 신청해야 한다는 것이고, 직권주의란 사회복지 담당 공무원이 급여를 필요로 하는 자가 빠지지 않도록 담당 지역 내에 거주하는 수급권자에 대한 급여를 본인 동의를 얻어 직권으로 신청할 수 있는 원칙이다. 그러나 우리가 유의해야 할 점이 있다. 우리나라의 공무원은 한 사람당 수십, 수백 사람, 사건을 담당한다. 그러면서도 임금은 그 노력에 따라 지급되지 않는다. 그러니 직권주의라는 원칙이 원래 취지에 맞게 제대로 운영되기를 기대하는 것은 욕심이라고 볼 수도 있다. 따라서 신청주의에 따라 직접 해당 제도에 대해 신청을 해야 한다고 봐야 한다.

기초생활보장 수급자로 선정되는 경우 가구의 소득 인정액 수준에 따라 생계급여, 의료급여, 주거급여, 교육급여 등 결정된 급여를 받을 수 있다. 신청할 때 필요한 서류는 사회보장급여 신청서, 금융정보 등 제공 동의서는 필수로 제출해야 하고, 사람에 따라 임대차계약서, 가족 관계 기록 사항에 관한 증명서, 외국인 등록 사실 증명서 등이 필요하다. 서류가 접수되면 제출된 신청서를 토대로 담당 공무원이 가구구성원, 부양의무자 관계, 빠진 가구원에 대해 확인 후 공적 자료 조회를 요청할 것이다. 소득·재산 등의 확인을 위해 추가로 제출받을 서류가 있는 경우 가구 방문 시 받거나 신청인이 읍·면·동 주민 센터 방문을 하도록 하거나 우편으로 제출하도록 요청을 할 것이다.

그리 어려운 절차는 아니므로, 자신이 기초생활보장 수급자로서 급여를 받고자 희망한다면 일단 주민 센터에 방문하여 상담하고 신청하는 실행력이 필요하다. 시간과 여유가 없다는 핑계는 자신의 권리를 스스로 포기하는 것과 같다.

생계급여, 의료급여, 주거급여, 교육 급여는 기준중위소득과 비교하여 어느 정도의 소득으로 인정받느냐에 따라 달라진다. 2025년 기준으로 1인 가구는 월 소득이 76만 원 이하면 모든 급여를 다 받을 수 있고, 2인 가구는 125만 원 이하, 3인 가구는 160만 원 이하면 모든 급여를 다 받을 수 있다. 뇌졸중이 발생하면 기초생활보장 수급자로 경제 능력이 하락하는 경우가 약 10%라는 말이 있다. 그러나 그에 해당하는 모든 사람이 기초생활보장 수급자로 신청하여 급여를 받지 못하고 있다. 따라서 신청주의라는 원칙에 근거하여 자신의 상황을 진단받고 필요한 급여를 받는 것이 좋다.

질문 21 ● **기초생활수급자입니다. 다른 제도에서 급여나 지원금을 받고 있는데 수급자 자격이 박탈될까, 걱정됩니다. 괜찮을까요?**

기초생활보장 수급자는 수급자로서 권리도 누리지만, 의무도 지켜야 한다. 기초생활보장법 제37조에 따라 부양할 사람에 대한 변동, 부양 능력에 대한 변동, 소득·재산에 관한 변동, 근로 능력·취업 상태·자활 욕구에 대한 변동이 있는 경우에는 곧바로 담당하는 지자체 공무원에게 신고해야 한다.

만일 다른 제도에서 급여나 지원금을 받은 경우라고 하더라도, 그 급여 등의 액수에 대하여 담당 공무원에게 알려주면, 기초생활 수급 자격에 대하여 조회하고 그 정도 수준의 급여는 받아도 괜찮다 혹은 괜찮지 않다는 점을 안내해 준다. 혹시라도 받은 급여액으로 인하여 당장 기초생활수급자 자격이 박탈된다고 하더라도 생활 수준이 현재보다 어려워져 자격 기준에 다시 부합할 것으로 예상될 때는 언제든지 재신청이 가능하다. 즉, 산업재해보상보험법에 따른 보험급여를 받아도 환자 자신과 그 가족에게는 유익함만 있다는 얘기다.

질문 22 ● 뇌졸중 환자가 가사·간병 방문 지원사업을 통해 혜택을 받고 싶은데 어떻게 해야 하나요?

가사·간병 방문 지원사업은 사회서비스 이용 및 이용권 관리에 관한 법률에 따라 시행되는 사업으로 일상생활과 사회활동이 어려운 저소득층을 위한 가사·간병 서비스를 지원함으로써 취약계층의 생활 안정을 도모하고 가사·간병 방문 제공 인력의 사회적 일자리를 창출하려는 목적을 둔다.

지원받을 수 있는 내용으로는

(1) 신체 수발 지원으로 세면 보조, 식사 보조, 대소변 도움, 옷 갈아입기, 목욕 지원이 있다.

(2) 신변활동 지원으로 체위 변경, 간단한 재활 운동 보조, 이동 도움(침대, 의자, 휠체어 등)이 있다.

(3) 가사 지원으로 청소 및 정리 정돈, 식사 준비 및 요리, 빨래 및 세탁, 쓰레기 처리가 있다.

(4) 일상생활 지원으로는 외출 동행, 말벗 및 정서적 지원, 생활 상담, 약 복용 확인이 있다.

한 달에 30시간 동안 서비스를 받을 수 있고, 지원 대상은 만 65세 미만인 기준중위소득 70% 이하의 소득 계층과 만 65세 이상의 저소득층이다. 지원 신청 방법은 읍·면·동 주민센터에 관련 서류를 제출하면 담당 공무원이 건강·욕구 상태 및 소득조사 결과를 확인하여 대상자 선정 여부를 결정한다.

    비용은 기초생활수급자와 차상위계층은 정부가 전액 지원하기 때문에 본인부담금이 없다. 기준중위소득 70% 이하 계층은 정부지원금이 90% 적용되기 때문에 10%를 본인이 부담하여 지불하면 된다. 서비스 제공 시간은 1회 방문 시 최소 2시간 이상을 원칙으로 하고, 비용 지급을 위한 단위시간은 30분 단위로 시간을 산정하여 비용을 책정한다. 결제는 원칙적으로 국민행복카드라는 바우처 카드로 하고, 예외적으로 개인 카드로 가능하다.

    만일 가사 · 간병 방문 지원 사업을 신청하였으나 부당하게 거절을 당한 경우, 이의신청 제도를 활용하여 불복할 수 있다.

뇌졸중을 이유로 국민연금공단에서 받을 수 있는 연금이 있다고 하는데 어떻게 받을 수 있을까요?

국민연금에는 노령연금, 장애연금, 유족연금, 반환일시금이라는 급여가 있다. 이 중 뇌졸중과 관계가 깊은 것은 장애연금이다. 국민연금 역시 행정 제도이기 때문에 급여는 수급권자(급여를 받을 권리가 있는 사람)의 신청에 따라 지급하는 신청주의다. 즉, 직권주의가 아니기 때문에 자신의 권리는 자신이 챙기거나 대리인을 통해 보장받아야 한다는 것이다.

장애연금은 ①국민연금에 가입한 사람 또는 가입했던 사람이 질병이나 부상으로 신체상 또는 정신상의 장애가 있고, ②질병 또는 부상의 초진 당시 연령이 만 18세 이상~만 60세 미만이면서, ③질병 또는 부상의 초진일 당시 연금보험료를 낸 기간이 가입대상기간(만 18세 이상)의 3분의 1 이상이거나, 초진일 5년 전부터 초진일까지의 전체 기간 중에 연금보험료를 낸 기간이 3년 이상이거나, 초진일 당시 가입 기간이 10년 이상인 경우를 모두 충족할 때 장애가 있다고 결정된 날부터 지급하는 연금액이다.

장애연금을 신청할 수 있는 시기는 질병 또는 부상의 초진일부터 1년 6개월이 지나기 전에 완치일이 있는 경우에는 완치일이고, 완치일이 없는 경우에는 1년 6개월이 되는 날의 다음 날이 장애정도 결정일이 되기 때문에 그때부터 청구할 수 있다. 뇌졸중의 경우 초진일부터 1년 6개월이 지난 때에 장애정도 결정일로 보는 경우가 많은 듯하다.

장애연금을 받기 위하여 필요한 서류는 재활의학과, 신경외과, 신경과 전문의로부터 장애정도 심사용 진단서(이학적 검사소견, 수정바넬지수, 진단소견 등 기재), 뇌 병변 장애용 소견서, MRI, CT 등 영상자료, 진료 기록지를 받아 국민연금공단 지사에 신청할 수 있다.

장애 연금액은 부양가족 연금액의 등급에 따른 기본연금액 일부(또는 전체)를 더하여 지급한다. 만일 산업재해보상보험법, 선원법, 어선원 및 어선 재해보상보험법, 근로기준법에 따라 부상 또는 질병에 대한 보상금을 받았으면 장애 연금액은 2분의 1로 제한된다.

질문 24 ● 간호·간병 통합 서비스는 무엇이고, 적용받기 위해서는 어떻게 해야 하나요?

간호 · 간병 통합 서비스는 별도 병동 운영을 전제로 하여 병동 단위로 제공하며 환자 입원에 따르는 모든 간호 · 간병 서비스를 병원이 책임지고 제공하고, 간호 · 간병 통합 서비스를 제공하는 병동에는 사적 고용 간병인이나 보호자의 상주를 제한하며 병문안 기준을 마련하여 운영하는 등 쾌적한 입원 환경을 제공하는 것을 운영 방식으로 한다. 간호 · 간병 통합 서비스의 인적 구성은 간호사, 간호조무사, 간병지원 인력(병동지원 인력, 재활지원 인력)으로 구성된다.

간호 · 간병 통합 서비스를 받을 수 있는 대상은 국민건강보험법 및 의료급여법에 따른 가입자 또는 그 가입자의 피부양자 중에서 간호 · 간병 통합 서비스 병동 입원에 동의한 사람이어야 하고, 주치의의 결정이 있어야 한다. 주치의는 의료법 시행규칙에 따라 ①환자에 대한 진료 성격이나 질병 특성상 보호자 등의 간병을 제한할 필요가 있는 입원한 환자, ②환자의 생활 여건이나 경제 상황 등에 비추어 보호자 등의 병간호가 현저히 곤란하다고 인정되는 입원한 환자, ③그 밖에 환자에 대한 의료관리상 의사 · 치과의사 또는 한의사가 간호 · 간병 통합 서비스가 필요하다고 인정하는 입원한 환자 중 어느 하나에 해당할 때는 간호 · 간병 통합 서비스를 진행하도록 결정할 수 있다.

간호 · 간병 통합 서비스를 제공하는 병원은 국민건강보험공단이 해당

서비스를 진행하려고 신청한 의료기관 중에서 제공 인력 배치 수준, 병동 환경개선 등 의료기관의 특성과 사업수행 능력을 평가하여 지정한다. 간호·간병 통합 서비스를 제공하는 병원을 찾고 싶다면, 인터넷에서 '①국민건강보험공단 홈페이지, ②건강모아(건강IN), ③검진 기관/병원 찾기, ④병(의)원 정보 ⑤간호·간병 통합 서비스 병원 찾기' 순으로 들어가서 검색하면 된다.

그러나 환자의 신체적·정신적·사회적 측면의 제반 사항을 종합적으로 판단하여 간호·간병 통합 서비스 병동 입원 여부를 결정하기 때문에 부적절하다고 판단되는 경우 제한이 가능하다. 따라서 뇌졸중 환자가 이러한 서비스가 필요하다고 판단되는 경우, 담당 주치의와 상의해야 한다.

질문 25 차상위 본인부담경감 지원사업에 대하여 알려주세요.

차상위 본임부담경감대상자 지원사업은 '희귀질환자, 중증난치질환 · 중증질환자, 6개월 이상 치료를 받고 있거나 치료가 필요한 사람 또는 18세 미만 아동 중 세대의 소득 인정액이 기준중위소득의 50% 이하이고, 부양 요건을 충족하는 자'에 대해 건강보험 요양급여비용 중 본인이 부담하는 본인부담금을 경감하여 주는 사업이다.

지원사업을 받을 수 있는 대상자는 소득 인정액 기준과 부양의무자 기준(부양 요건)을 모두 충족해야 한다. ①소득 인정액 기준은 소득 인정액 산정 기준세대(희귀질환자, 중증난치질환 · 중증질환자, 만성질환자, 18세 미만의 아동이 속한 세대)의 기준중위소득의 50% 이하인 사람이어야 한다. ②부양의무자 기준(부양 요건)은 차상위 본인부담경감을 적용받고자 하는 환자가 부양의무가 없거나, 부양의무가 있어도 부양 능력이 없거나 부양을 받을 수 없는 사람이어야 한다.

이때, 소득 인정액은 '소득평가액 + 재산의 소득환산액'이다. 실제 계산식은 상당히 복잡하므로 이 책에 담아내기에는 한계점이 있다. 소득은 본인뿐만 아니라 주민등록표에 기재된 사람, 2촌 이내의 혈족, 주민등록표에 해당하는 사람의 배우자(사실혼 포함), 주민등록표에 기재된 사람의 자녀 중 30세 미만인 사람(다만, 30세 미만인 사람이 주거를 달리하면서 기준중위소득의 50% 이상의 소득 활동을 하고 있거나, 30세 미만의 미혼부모일 때는 기준세대에서 제외)의 소득을 다 같이 고려한다. 소득에는 근로

소득, 사업소득, 재산소득, 기타소득(공적 이전소득)을 포함한다.

부양의무자가 있어도 부양 능력이 없다는 의미는 부양의무자의 실제 소득이 기준중위소득의 100분의 120에 해당하는 금액 미만인 것을 의미한다(부양 대상자가 1명인 경우). 부양의무자가 있어도 부양을 받을 수 없는 경우인 것은 병역법에 따라 징집되거나 소집된 경우, 해외이주자에 해당하는 경우, 복역, 행방불명, 사망 후 가족관계증명서 등 미정리에 해당하는 경우이다.

차상위 본인부담경감대상자 지원사업에 신청하려면 거주지 읍·면·동 주민센터에 본인 또는 대리인(가족, 친족, 이해 관계인 또는 사회복지 담당 공무원)이 방문하여 신청하는 것이다.

구비서류로는 신청서, 진단서, 가족관계증명서, 등본, 임대차계약서(주택을 임대하거나 임차하고 있는 사람인 경우) 등이다. 진단서의 경우 중증질환자인지, 만성질환자인지, 18세 미만인지에 따라 요건이 조금씩 다르다. 뇌졸중의 경우, 중증질환자로 분류되기 때문에 차상위 본인부담경감 대상자 신청할 때는 진단서 제출이 불필요하다(산정 특례 관련). 그다음 절차는 시·군·구에서 소득 인정액, 부양 능력 및 부양 여부 등에 대하여 조사를 진행하고, 국민건강보험공단에서 결정 및 통지를 한다.

차상위 건강보험 본인부담 경감 대상자로 선정이 되면 법정 차상위계층으로 보기 때문에 정부양곡 할인 사업에 신청할 수 있다. 양곡관리법에 따라 할인된 가격으로 정부양곡을 지원하는 제도이고 매월 10일까지 신청할 수 있다.

질문 26 복지혜택 부정수급의 예시는 무엇이 있을까요?

부정수급과 관련하여 문제가 되는 경우는 환자와 환자의 가족 사례보다는 의료기관, 요양기관의 부정수급 사례가 월등히 많기는 하다. 그런데도, 환자의 관점에서 개개인이 부정으로 수급한 사례를 파악하여 부정수급의 위험을 알아보고자 한다.

(1) 기초생활수급자 관점에서 소득 미신고가 가장 많았다. 그다음이 사실혼 관계이면서 가구구성원으로 신고하지 않은 사례가 많았다.

부산지방법원 2023고단2383 판결의 사례는 2018년 1월부터 2021년 12월까지 사사로운 관계를 유지하고 있으면서도 신고하지 않았고, 자녀들과 가족관계가 해체되지 않았음에도 가족관계가 해체되었다고 신고하여 약 4년 동안 부정한 방법으로 생계급여 약 2,460만 원, 주거급여 약 717만 원을 받았던 사례가 있었다. 법원은 이에 대해 징역 8개월에 2년의 집행유예, 80시간의 사회봉사를 확정하였다. 물론 부정으로 수급한 급여를 반납해야 한다.

또 다른 사례로는 청주지방법원 제천지원 2023고단20 판결의 사례다. 2008년 9월 춘천시에서 기초생활수급자로 선정되어 기초생활수급 급여를 받아 오다가 2012년 6월에 제천시로 전입한 후 계속 기초생활수급 급여를 받아 오던 사람의 사례다. 2018년 6월부터 2021년까지 다른 사람의 명의를 빌려 화물운송업에 종사하면서 계속 기초생활수급 급여를 받아 온 것이다. 월급 역시 다른 사람의 이름으로 받고 있었기 때문에 소득 신고를 하지 않은 것이다. 이 사람은 생계급여 약 909만원, 의료급여 약 1,389만원, 주거급여 285만원을 부정으로 수급하였다. 법원은 이에 대하여 징역 6개월에 집행유예 2년, 120시간의 사회봉사를 선고하였고, 위 금액 역시 국가에 반납해야 한다.

또 다른 사례는 지병으로 '근로 능력 없음' 판정을 받은 이후 2008년부터 기초생활수급 급여를 수급 중인 사람에 관한 사례다. 2020년 3월부터 아파트 관리사무소 직원 명의로 고급 승용차를 등록하고 운행 중인 사실을 알게 되어 복지로에 신고 된 사례다. 지자체는 자동차 등록 원부, 보험 이력 등을 조사하여 부정수급 사실을 확인하고 8,700만 원을 환수 결정하였고, 공익 신고자에게는 2,600만 원을 지급하였다.

(2) 장애인 활동지원서비스 관련한 부정수급 사례는 다음과 같다. 장애인 활동지원서비스는 장애인 관련 전체 예산 중에서 절반을 차지할 정도로 많은 예산이 들어가기 때문에 부정수급의 사례도 다양하지만, 일부 사례를 소개한다.

장애인 활동지원서비스 제공 인력 김갑홍 씨는 평일에 4시간씩 가사지원서비스를 제공하며 이용자 보호자의 동의를 받아 이용자 바우처 카드를 소지하고 다녔다. 화요일에 개인 사정으로 서비스를 제공하지 못하게 된 김갑홍 씨는 월요일에 8시간 서비스를 제공하고 4시간만 결제한 뒤, 화요일에는 서비스 제공 없이 4시간을 결제하였다. 그러나 현장 조사를 진행한 결과 바우처 카드 소지 및 화요일 4시간 허위 결제로 인하여 부정수급으로 판단되어 환수 조치되었다.

이 사례를 통하여 바우처 카드는 이용자 및 보호자의 동의를 받은 경우라 하더라도 반납해야 한다는 점, 합의하였더라도 실제 서비스가 없는 경우에는 결제하면 안 되는 점을 알 수 있다.

다른 사례로는, 장애인 활동지원서비스를 받는 이용자 김태웅(가명) 씨가 1주일간 해외여행을 가면서 제공 인력에게 현관문 비밀번호를 알려주고 자신이 없는 동안 집안의 대청소, 빨래 등을 요청하고 바우처 카드로 결제를 하라고 한 사례다. 장애인 활동지원서비스는 제공 시간 동안 이용자 1인에 대하여 직접적으로 서비스를 하는 경우에만 인정되기 때문에 이용자가 서비스 시간을 확인하고 결제해야 한다. 이는 대면 없이 제공된 서비스이기 때문에 바우처 서비스로 인정받지 못하고 부정수급으로 판단된 사례다.

다른 사례는 안마원에서 서비스받는 이용자 박대산(가명) 씨의 사례다. 일주일간 해외여행을 가게 된 박대산 씨는 이웃 주민에게 소멸하는 바우처가 아까우니 본인 대신 안마 서비스를 받으라고 권유하였고, 안마원은 이용자 본인이 아님을 알면서도 매출 및 이용자 유치 등을 위해 묵인하였다. 현장점검을 하면서 여러 이용자를 지켜본 결과 평소 타인에게 양도한 사례가 많았음을 확인하고 부정수급 된 모든 금품을 환수하였으며 해당 안마원은 영업정지 처분을 받은 사례가 있다.

질문 27 장애인 활동 지원급여와 노인장기요양보험법에 따른 장기 요양급여 중 어느 것을 선택하는 게 좋을까요?

뇌졸중에 걸린 환자는 장애인으로 등록하여 활동지원급여를 받을 수 있고, 뇌졸중은 노인성 질병으로 분류되기 때문에 노인장기요양보험에 따른 장기요양급여를 받을 수도 있다. 어느 것을 받는 게 더 도움이 될까.

우선, 장애인 활동지원급여, 노인 장기요양급여와 관련된 행정의 원칙은 노인장기요양보험법에 따른 장기요양급여는 노인뿐만 아니라 장애인 등 일상생활을 혼자서 수행하기 어려운 모든 국민을 대상으로 보편적으로 적용되는 사회보험제도로서 사회서비스인 활동지원급여에 비해 우선으로 적용되어야 한다고 규정되어 있다.

두 제도 모두 중복하여 등급을 받을 수 있다. 그러나 중복되는 혜택은 둘 중의 하나만 선택해야 한다. 중복되는 혜택이 고려 대상이 아니라면 일단 장애인 등록을 반드시 해야 한다. 그 이유는 부가적인 혜택이 상당히 많기 때문이고 장기요양등급은 요양과 관련된 내용(재가급여, 시설급여, 복지용구 등)에 국한되기 때문이다.

무엇을 먼저 해야 할지 고려가 된다면, 우선 65세를 기준으로 생각하면 쉽다. 그 이유는 장애인 활동지원급여는 65세 이상인 노인에게 지급하지 않기 때문이다. 예외적으로 ①65세 미만으로 장기요양등급 판정을 받은 사람, ②65세 이상으로 활동지원급여 수급자, 과거에 수급자였던 사람으로 장기요양등급 판정을 받은 사람은 장애인 활동지원급여를 신청할 수 있다.

또 다른 점은 장애인 활동지원급여가 시간적인 측면이나 금전적인 측면에서 도움이 더 크다. 정확히 얼마나 차이가 난다는 점은 자세히 파악하기 어렵지만 장애인 활동지원급여의 혜택이 더 크다는 것은 분명하다.

따라서 장애인 등록과 장기요양등급을 둘 다 받아 놓고, 케어 서비스는 장애인 활동지원급여를 통해 받고, 복지용구는 장기요양급여를 통해 구매하다가 65세가 넘어가면 장기요양급여를 통해 케어 서비스를 이용하되, 65세 이후라고 하더라도 장애인 활동 지원급여 중 보전급여를 신청하여 장기요양급여에서 보장되지 않는 부족한 나머지 부분에 대한 혜택(사회활동 지원, 가사 지원)을 누리면 어떨지 싶다.

4.

치료와 재활에서
알아야 할 내용은
무엇이 있을까?

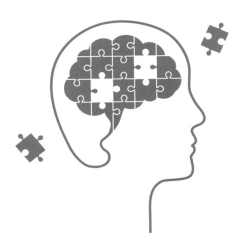

도움이 필요하신 분을 위한 QR코드

일반적인 회복 과정은 급성기 → 아급성기(회복기) → 만성기로 구분된다. 급성기는 뇌졸중 발병 후 약 7일, 아급성기(회복기)는 7일에서 3개월, 만성기는 그 이후라고 구분하기도 한다. 그러나 이러한 과정은 사람마다 달리 진행된다. 뇌 MRI 검사 결과에 따라 과정이 달라질 수 있으므로 뇌졸중 환자가 어느 단계에 있는지 확인하고 필요한 치료와 재활을 적용해야 한다.

뇌졸중이 발생하고 나서는 6시간 이내에 치료를 진행해야 한다. 다만 허혈성 뇌졸중(뇌경색)과 출혈성 뇌졸중(뇌출혈)이 동시에 발생하면 치료가 굉장히 어려워진다. 뇌경색을 치료하기 위해서는 혈전용해제를 사용하여 혈전을 분해해야 하는데, 혈관 벽에 손상이 있거나 취약해졌을 때 뇌출혈을 유발하기 때문이다.

급성기 시기에는 주치의의 진료방침을 절대적으로 따라야만 한다. 그래도 급성기에 침대에 누워 있을 때도 재활은 가능하다. 뇌졸중 환자가 직접 움직이는 것이 아니라 간병인이 직접 팔다리를 움직여 줌으로써 재활하는 것이다. 이때는 안전이 최우선이기 때문에 안전한 영역 안에서 어떤 방식으로든 움직이는 것이 좋다.

이때, 간병인은 꼭 해줘야 하는 중요한 임무가 있다. 뇌졸중 환자의 상태 변화를 주치의에게 곧바로 전달하는 것이다. 예를 들어, 어제까지는 발가락을 움직이지 못했는데 오늘은 발가락이 움직인다거나 손목을 움직이지 못했는데 손목을 움직인다거나, 맛을 느끼기 어려웠는데 맛이 느껴진다는 상태변화 말이다. 그 이유는 아급성기(회복기)가 시작되었기 때문이다.

아급성기(회복기)는 뇌졸중 회복의 가장 중요한 과정이다. 뇌세포가 서로서로 연결되면서 매우 빠른 속도로 회복이 되기 때문이다. 따라서 회복기 시기에는 재활의 강도와 시간을 대폭 늘려서 운동선수처럼 집중해야 한다. 그리고 재활의학과 전문의와 재활치료사분들에게 더 많은 재활을 요구하고 성실히 수행해야 한다. 연구에 따르면, 아급성기(회복기)에 집중을 잘하고 성실히 수행하면 뇌졸중이 거의 회복이 된다고 한다.

다만, 이때 재활의 강도와 시간을 서서히 점진적으로 늘려줘야 한다. 뇌졸중으로 인해 타격을 입은 뇌가 회복하는 단계인 점, 뇌졸중 치료를 위한 약물로 인하여 약해진 상태이기 때문이다. 또한 재활 운동을 할 때 가슴 통증, 호흡곤란, 허리통증, 무릎 통증이 있을 때는 재활을 중단하여야 한다.

회복기에는 보통 병원에 입원하고 있으므로 전문적인 재활 프로그램을 받을 것이다. 이 프로그램에 성실히 응하고, 더 많은 재활을 받을 수 있도록 재활치료사에게 요청하는 것이 좋다.

뇌졸중이 발생하고 6개월이 지나면 만성기로 분류되어 퇴원하게 된다. 이때부터는 재활의학과 전문의, 재활치료사 없이 자발적으로 재활을 해야 하므로 동기부여가 떨어질 수 있다. 이때에는 현재 몸 상태에 맞는 재활 운동을 해야 해서, 퇴원 전에 담당하는 재활의학과 전문의, 재활치료사에게 어떠한 재활을 해야 할지 프로그램을 짜달라고 요청하는 것이 좋다.

질문 02 ● **마비가 있을 때는 어떻게 재활하면 좋을까요?**

마비가 있는 뇌졸중 환자를 혼자서 운동할 수 있는 환자와 혼자서 할 수 없는 환자로 구분하여 재활 방법을 나누었다.

혼자서 운동할 수 있는 뇌졸중 환자는 유산소 운동, 근력 운동(저항 운동), 유연성 운동을 추천한다.

①유산소 운동은 걷기, 뛰기, 계단 오르내리기, 실내 자전거, 자전거, 수영, 가벼운 등산 등을 할 수 있다. 1주일에 3~5회 실시하고, 강도는 '너무 힘들다'라는 생각이 들지 않을 정도로 수행한다.

②근력 운동(저항 운동)은 다양한 운동 기구(아령, 밴드 등)를 사용하여 진행한다. 근력 운동은 1RM(한 번 들 수 있는 무게)의 50~70% 정도의 강도로 운동을 하고 8~15회 정도를 1세트로 잡아 총 1~3세트로 진행한다.

③유연성 운동은 관절이 허락하는 범위 내에서 최대한 부드럽게 움직인다. 최대한 움직인 위치에서 10~30초 정도 유지하며 근육을 이완시켜 준다. 유연성 운동은 매일 하는 것이 좋다. 특히 어깨, 발목 스트레칭은 꾸준히 해주어야 하는데, 유연성 운동의 자세는 회복 시기에 입원한 병원에서 재활치료사분들에게 요청하여 익히도록 하자.

혼자서 운동할 수 없는 뇌졸중 환자는 보호자와 함께 수동 관절운동을 해야 한다. 마비가 있는 신체 부위의 관절과 근육을 움직임으로써 관절구축과 경직, 단축을 예방하고 혈액순환을 도와야 한다. 수동 관절운동은 관절이 자연스럽게 움직이는 범위 내에서 수행해야 한다. 무리하게 움직이는 경우 관절과 근육에 손상이 갈 수 있으므로 조심해야 한다. 수동 관절 운동의 방법은 간절히 허락하는 범위 내에서 최대한 부드럽게 움직이고, 최대로 움직인 상태에서 10~30초간 유지한다. 이때 운동은 2~4세트로 진행한다.

운동 부위는 어깨, 발목, 손목, 손가락, 발가락, 무릎 등 움직일 수 있는 부위는 모두 움직이는 것이 좋다.

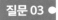
(1) 욕창이 무엇일까. 욕창은 피부 한 곳이 오래 눌리면서 혈관이 압박받아 피가 통하지 않게 되는 것이다. 욕창으로 인해 산소나 영양공급이 부족해지고 피부가 빨갛게 되거나 상처가 생기게 된다.

(2) 욕창은 어떤 경우에 생길까. 한 곳이 오랫동안 눌렸을 때 생기게 되는데, 감각이 없거나 완전히 마비된 부위는 1시간 이내에도 생길 수 있다. 또한 침대 머리 부분을 세워서 기대앉은 자세일 때에는 아래로 조금씩 미끄러지며 쓸릴 때 꼬리뼈, 발뒤꿈치에 생길 수 있다. 욕창은 상처가 있는 부위나 젖은 상태일 때에는 균이 침범하면서 심해질 수 있다.

(3) 어떤 사람이 욕창을 주의해야 할까. 뇌졸중으로 인해 운동이 어렵고, 감각장애가 있는 환자다. 이외에도 의식이 없는 환자, 인지장애가 있는 환자, 대소변을 기저귀로 보는 환자, 영양상태가 좋지 않은 환자 등이다. 특히 대소변을 기저귀로 보는 경우 피부가 젖어 있고, 대소변의 균으로 인해 피부가 약해지므로 특히나 주의해야 한다.

(4) 욕창을 예방하기 위해서는 어떻게 해야 할까. 하루에 한 번 이상 피부를 점검해야 한다. 특히 뼈가 돌출된 부위는 더 많이 확인해야 한다. 그리고 피부의 청결도를 유지해야 해서 따뜻한 물과 순한 비누로 씻고 잘 말려주어야 한다. 목욕 후 파우더를 바르면 덩어리진 파우더가 피부를 눌러 욕

창을 만들거나 균이 더 빨리 자랄 수 있도록 하므로 주의해야 한다.

(5) 누워 있을 때 주의할 점은 무엇일까. 한 자세로 2시간 이상 유지하지 않아야 한다. 욕창 예방용 베개, 쿠션, 매트 등을 사용하여 피부가 서로 닿거나 눌리지 않도록 해야 한다. 침대 헤드를 올려 기대어 앉는 자세를 지양한다. 해야 하는 경우 1시간 이내로 줄인다. 발뒤꿈치는 욕창이 자주 생기기 때문에 바닥에 눌리지 않도록 쿠션이나 물주머니를 사용한다. 하루에 최소 2번 이상은 관절운동을 하도록 한다.

(6) 휠체어에 앉은 환자는 어떻게 욕창을 예방할까. 휠체어 방석을 사용하면 욕창 예방이 된다. 휠체어를 탄 경우 30분에 한 번씩 30초 정도 환기를 시켜주어야 하는데, 혼자 일어설 수 없는 경우에는 상체를 앞으로 숙이거나 옆으로 기대어 휠체어에 맞닿는 신체 부위를 분산시켜야 한다.

(7) 이미 욕창이 생긴 경우에는 어떻게 관리할까. 욕창이 생긴 부위가 더 눌리지 않도록 해야 한다. 욕창이 생긴 부위를 만지기 전에는 꼭 비누로 손을 씻어 위생을 신경 써야 한다. 욕창 상처가 까맣거나 누렇게 되어 있다면 그 부위는 죽은 조직이기 때문에 제거해야 한다. 욕창 부위가 건조한 경우에는 적절한 습기를 유지하는 치료 및 관리를 해야 한다.

(8) 욕창이 생긴 부위를 선풍기로 말려도 될까. 욕창이 생기면 진물이 많이 난다. 이때 젖은 부위를 빠르게 말리기 위해 선풍기를 사용하는 경우가 있는데, 욕창 상처는 37℃ 정도를 유지해야 영양공급이 잘 되기 때문에 선풍기 사용은 지양해야 한다.

(9) 욕창 상처가 잘 낫지 않을 때는 어떻게 해야 할까. 욕창 상처는 치료를 아무리 잘해도 상처 부위가 눌리거나 자극을 받으면 낫기 어렵다. 2주 이상 치료를 해도 진전이 없으면 균 감염을 의심해야 한다. 특히 상처에서 악취가 나고 상처의 색상이 빨갛지 않을 때는 감염되었을 가능성이 높다. 이때에는 실바딘 크림, 박트로반 연고, 실바딘 제품을 사용하는 것을 권장한다. 욕창의 상처는 2주에 한 번씩 점검하고 이상이 있다고 느껴지면 병원을 방문하는 것이 좋다.

뇌나 척수를 다친 후에는 배뇨 운동신경계에 장애가 발생할 수 있다. 이를 신경인성 방광이라고 한다. 관리하기 어렵고 제대로 관리하지 못하는 경우 신장에 매우 나쁜 영향을 미칠 수 있어서 관리의 중요성이 높다.

신경인성 방광으로 인한 문제는 무엇일까. ①자율 신경 과반사증으로 인해 자율 신경이 과다하게 반응하여 혈관을 수축시켜 혈압이 상승하는 응급상황이 발생할 수 있다. 심한 땀, 얼굴과 목의 붉어짐, 두통, 목덜미의 뻐근함, 시야의 흐릿함 등 증상이 있으면 자율 신경 과반사증을 의심해 봐야 한다. ②요도염과 방광염이 생길 수 있다. 소변에서 냄새가 나거나 찌꺼기가 보이고, 탁하거나 피가 섞일 수도 있다. 또한 소변을 본 후 또 마렵고 따가운 증상을 동반한다. ③신우신염이 생길 수 있다. 이는 세균에 의해 신장이 감염된 것으로 발열, 오한, 두통, 요통을 동반한다.

배뇨와 관련된 신체 부위의 기능을 보면, 신장은 소변을 만들어 요도로 배출하는 기능을 수행한다. 요관은 소변을 신장에서 방광으로 보내는 것과 방광의 소변이 역류하지 못하도록 하는 기능을 수행한다. 방광은 신장에서 만든 소변을 모아주는 주머니 역할이다. 뇌졸중이 발생하면 배뇨 기관에 강한 수축이 일어나 소변을 참기 어렵고 자주 마렵게 된다. 또한 요실금의 위험이 있고 숙면하다가도 소변이 마려워 깊이 자기 어렵다.

일반적인 배뇨 관리는 하루에 수분 섭취량을 1,800~2,000cc 정도로 조절해야 한다. 이때 음식을 섭취할 때도 수분을 섭취하기 때문에 다음 내용을 참고하여 수분 섭취량을 조절해야 한다.

- 한 끼에 밥과 국을 모두 먹으면 약 400cc 정도를 섭취하는 점
- 오전 중엔 식욕이 없어 간략히 먹다가 저녁에 음식 섭취를 많이 하게 되면 밤에 소변 때문에 충분히 자기 어려운 점
- 식사 전후로 마시는 물, 기상해서 마시는 물을 고려하면 대략 800cc 정도는 섭취하게 되는 점

소변은 정해진 시간에 보도록 해야 한다. 특히 인지기능 장애, 실어증, 이동 능력에 장애가 있는 환자는 더욱 신경을 써야 한다. 1회 소변을 볼 때는 300cc 정도가 될 수 있도록 관리해야 하고, 한 번 소변을 보면 다음 소변을 볼 때까지 적어도 3시간 정도는 참아봐야 한다.

배뇨 관리를 잘하는 방법은 운동하는 방법도 있다. 케겔 운동이다. 케겔 운동은 질, 요도, 직장 등의 주변 근육을 1~10초 정도 꽉 조인 상태를 유지하였다가 다시 10초 정도 이완하는 반복 운동이다.

혼자서 소변을 볼 수 없는 환자의 경우, 도뇨 관리를 잘해야 한다. 도뇨 관리란 방광과 신장의 손상을 예방하기 위해 하루 5~7회 정도 도뇨관을 요도로 방광까지 넣어 소변을 빼내는 것이다. 도뇨 관리를 할 때는 소독이 핵심이다. 손은 비누로 깨끗이 씻어야 하고, 환자의 요도를 소독해야 하는데 남성은 왼손으로 음경을 잡고 오른손으로 물티슈나 소독솜을 이용하여 요도 입구를 닦아주며, 한 번 닦은 오염된 면으로는 반복해서 닦지 않아야 한다. 여성은 왼손으로 음순을 벌리고 오른손으로 물티슈나 소독솜으로

닦아준다. 위에서 아래 방향으로 대음순, 소음순, 요도 순서로 닦아준다.

　도뇨 관리를 할 때 병원을 내원해야 하는 상황은 언제일까. ①도뇨관 삽입 시 계속하여 삽입이 어렵거나 삽입 시 출혈이 있는 경우, ②방광염이 의심되는 증상으로 소변이 탁해지고 냄새가 많이 나며 실금이 발생하는 경우, ③방광이 소변으로 꽉 찼는데 도뇨관 삽입이 안 되며, 두통, 식은땀, 안절부절못하는 환자의 모습이 있는 등 자율신경과반사 증상이 있는 경우이다. 자율신경과반사 증상은 특히나 응급상황이므로 즉시 응급실로 가야한다.

재활의료기관에 입원하려면 어떻게 해야 하나요? 정해진 기간을 넘겨서 입원할 때는 어떻게 해야 하나요?

재활의료기관(회복기 병원)은 급성기 치료 후 재활치료가 필요한 환자에게 집중적인 재활치료를 제공하여 질환으로 인한 장애를 최소화하고 기능을 회복하여 조기에 사회복귀를 할 수 있도록 하는 보건복지부의 새로운 제도다. 재활의 적기인 회복기 동안 충분한 재활치료를 받을 수 있는 것이 장점이다.

재활의료기관에 입원하기 위해서는 뇌졸중 발병 또는 수술 후 90일 이내에 입원하여야 한다. 그리고 입원한 날로부터 180일 이내에 퇴원하여야 한다. 현재 정해진 보건복지부 장관의 고시 내용이 그렇게 정하고 있기 때문이다.

뇌졸중 발병 또는 수술 후 90일이 지나면 입원을 할 수 없다. 회복기 전문 병원에 입원하여 회복의 박차를 가할 기회를 잃게 되는 것이다. 그러나, 의학적 판단에 따라 급성기 치료가 추가로 필요한 경우와 같이 특별한 사정이 있는 때에는 입원 시기가 90일을 초과하더라도, 입원 시기와 퇴원일을 발병 또는 수술일로부터 270일 이내로 변경하여 적용할 수 있다. 즉, 약 9개월 이내에 입원하여 회복기에 대한 전문적인 재활을 받고 퇴원할 수 있다는 것이다. 이렇게 하기 위해서는 진료기록부, 검사결과지 등 의무기록 사본을 첨부하여야 한다.

재활의료기관에 최대 180일간 입원 치료가 가능하여서 아급성기(회복기) 환자가 초기 급성기 치료가 이루어진 병원의 재활의학과로 전과하지 않고 전문적인 재활의료기관으로 빠르게 전원하는 경우가 늘어나고 있다. 장점도 있지만 단점도 명확하다. 뇌졸중으로 인한 신경학적 안정을 충분히 갖추지 못한 채 급하게 다른 병원으로 옮기는 때도 있기 때문이다.

뇌졸중 아급성기(회복기) 단계에서는 급성기 치료를 받은 병원, 재활병원, 요양병원 중 어느 병원에서 재활을 받는 것이 가장 효과가 좋았을까. 질병관리청의 연구 결과, 뇌졸중 발병 후 3개월 시점까지 급성기 치료를 받은 병원의 재활의학과로 전과하여 치료를 받은 뇌졸중 환자가 가장 큰 폭으로 회복이 되었고, 그다음이 재활병원으로 전원하여 재활을 받은 환자가 크게 회복이 되었고, 요양병원 등에 입원한 환자가 회복되었다. 따라서 급성기 치료를 받은 병원의 재활의학과로 전과하여 재활을 받는 경우가 가장 큰 회복을 하였다는 것이다.

그러나 이러한 결과는 뇌졸중 발병 후 3개월까지의 결과를 본 것이다. 뇌졸중 회복의 핵심은 재활, 끈기, 노력이기 때문에 3개월 시점 이후의 뇌졸중 회복 정도는 환자 본인의 노력에 달려 있다는 것이다.

뇌졸중 후 통증은 뇌졸중으로 인해 발생하거나, 근골격계의 문제일 수 있다.

(1) 뇌졸중으로 인한 통증은 중추성 통증이라고 한다. 명확한 원인은 알기 어렵지만 주로 감각을 담당하는 부위가 타격을 입었을 때 발생한다. 증상 초기에는 팔, 다리, 얼굴에 감각 소실과 따끔거리는 통증을 동반하고 이후 에는 시리거나 저린 증상 등의 이상감각, 쑤시거나 찌르는 듯한 통증을 동반한다.

이에 대한 치료는 주로 삼환계 항우울제, 세로토닌 노 에피네프린 재흡수억제제, 항경련제, 비스테로이드성 소염진통제와 같은 약물치료, 이완요법, 바이오피드백와 같은 치료, 신경 차단술과 같은 수술적 치료 등 다양하게 접근할 수 있다. 그러나 치료가 쉽지 않기 때문에 통증의 감소를 목표로 치료하고 상태의 악화를 예방해야 한다.

(2) 근골격계 통증은 어깨, 무릎, 허리통증이 주로 발생한다. 특히 어깨 통증은 뇌졸중 환자의 대부분이 호소하는 주요 통증이다. 그 이유는 급성기, 아급성기(회복기)에 어깨 근육이 팔의 무게로 인해 아래로 내려가면서 어깨관절 부분 탈구가 발생하기 때문이다. 이후 근력이 회복되거나 근육이 경직[21]이 발생하면서 어깨관절 부분 탈구는 감소하게 된다. 부분 탈구를 방지하기 위하여 팔걸이 같은 보조기기, 휠체어 팔걸이에 팔을 올려놓는

것이 좋다. 어깨 통증을 예방하거나 감소하기 위하여 근력강화운동이 필요하고 기능적 전기자극을 어깨 근육과 관련된 근육에 시행하여 신경 가소성을 촉진해 근력 강화에 일조할 수 있겠다.

무릎이나 허리통증은 뇌졸중과 직접적인 관련성을 명확하게 찾기는 어렵다. 그러나 편마비(환측)가 발생한 반대쪽 신체 부위(건측)에 체중이 더욱 실리게 되면서 건측 부위의 무릎에 부담이 가해져 통증이 발생할 수 있다. 허리 또한 환측과 건측의 무게가 균등하게 분배되지 못하다 보니 통증이 유발될 수 있다. 이 경우 통증관리는 하루 보행 거리를 통증이 발생하지 않을 정도로 제한하고 환측 부위의 신경 가소성을 활성화할 수 있는 다른 치료법을 선행하여 통증을 예방 및 감소하는 방안이 있다.

(3) 복합부위통증증후군(CRPS)은 뇌졸중 환자의 4분의 1 정도가 겪게 된다. 편마비(환측) 부위의 손발이 붓고, 상체에서 다발성 통증이 있고 피부 온도가 변화하는 등 다양한 증상이 발생한다. CRPS는 증상이 발생하는 즉시 주치의에게 이를 알려 마취통증의학과와 병행 진료 및 치료를 진행하여 통증관리를 해야 한다.

---

21) 근육을 통제할 뇌 부위가 제 역할을 하지 못하면서 근육이 뻣뻣해지는 증상

근육 경직은 근육의 문제일까, 뇌의 문제일까. 근육의 문제가 아니라 뇌의 문제다. 뇌가 근육을 제대로 통제할 수 없어서 경직이 발생하는 것이다. 근육 경직은 뇌졸중 환자의 절반 정도가 겪는 주요 문제다. 구축과 개념 혼동이 있을 수 있다. 구축은 근육의 길이가 짧아진 것을 의미하는데, 경직과의 차이점은 경직은 뇌의 신경계 문제로 근육이 뻣뻣하지만 움직일 수 있는 상태이다. 반면에 구축은 근육의 길이가 짧아진 상태로 움직일 수 없는 상태다.

경직은 스스로 서기, 걷기, 골다공증 예방 등 긍정적인 영향도 있지만 꼭 해결해야 하는 증상이다. 그 이유는 경직이 발생한 부위를 방치하게 되면 그 부위와 관련된 뇌 부위의 신경 가소성이 줄어들게 되고 결국 관련된 뇌세포가 줄어들고, 통증, 불면증 유발, 팔다리의 변형, 경직으로 인해 근육 자체가 짧아지는 구축이 발생할 수도 있기 때문이다.

경직에 대한 극복은 신경 가소성의 원리를 활용하는 것이다. 기능적 전기자극, 건측 제한 치료, 반복연습, 신경 차단, 스트레칭, 명상 등 한 가지 방법만을 사용하는 때도 있지만 일반적으로는 경직의 상태에 따라 여러 가지 방법을 총동원하여 치료하기도 한다.

보조기기는 신체 일부가 손상되어 기능을 수행하기 어려울 때, 그 신체 부위의 기능을 대체하는 기구다. 보조기기가 뇌졸중 환자에게 항상 도움을 주지는 않는다. 뇌졸중 환자의 신체 상태에 적합하지 않은 보조기기는 오히려 부작용으로 인하여 다른 문제를 유발할 수 있다. 따라서, 반드시 전문의와 상담하여 보조기기를 선택해야 한다.

보조기기의 파손이나 균열 등 손상이 있거나 피부에 문제가 생기거나 혈액순환이 안 될 때는 곧바로 보조기기 사용을 중단하고 주치의 진료 및 제작업체에 점검 의뢰를 해야 한다. 또한, 보조기기를 사용하면서 정기적으로 제작업체에 관리를 의뢰하여 올바른 사용을 유지할 수 있도록 신경 써야 한다. 다음과 같은 내용에 대하여 인지하고 올바른 보조기기를 사용하도록 해야 한다.

(1) 보조기기의 착용 시기와 시간은 처방 의사의 지도에 따라야 한다. 보통 보조기기를 처음 착용할 때 30분 정도 착용 후 피부의 상태를 확인한다. 척추 보조기(복대)의 경우 처방 의사의 권고 시간보다 더 많이 착용할 때 몸통 근육이 약해질 수 있어 주의하여야 한다.

(2) 피부에 붉은 반점, 주름이 생겼을 때는 보조기기 착용을 중지해야 한다. 면으로 된 속옷과 내의는 땀 흡수에 도움이 되기 때문에, 피부관리에 도움이 된다.

(3) 보조기기는 사용 전에 눈으로 점검하여 균열이 있는지 확인하고 균열

이 있는 경우에는 주치의나 보조기기 업체에 즉시 점검받아야 한다. 작은 균열도 보조기기 파손으로 이어지기 때문에 낙상의 위험이 있다.

(4) 대부분 보조기는 몸에 밀착되게 사용하여야 한다. 그리고 겉옷이나 두꺼운 의류 위에 보조기기를 착용할 때 효과가 반감될 수 있음을 기억해야 한다.

아급성기(회복기)에 입원할 재활의료기관은 어떻게 찾나요?

　현재 재활의료기관은 제2기(2023.03.01.~2026.02.28.)로서 53개의 병원이 지정되어 있다.

　①서울 지역은 7개의 병원이다. 국립재활원, 드림요양병원, 로이병원, 서울재활병원, 의료법인 춘혜의료재단 명지춘혜재활병원, 제니스 병원, 청담 병원.

　②경기 지역은 11개의 병원이다. 국립교통재활병원, 로체스터재활병원, 린병원, 마스터플러스병원, 분당베스트병원, 분당러스크재활병원, 에스알씨(SRC)재활병원, 의료법인기상의료재단카이저병원, 일산복음미래병원, 일산중심재활병원, 휴앤유병원.

　③인천지역은 3개의 병원이다. 미추홀병원, 브래덤재활병원, 서송병원.

　④충북 지역은 4개의 병원이다. 씨엔씨푸른병원, 아이엠재활병원, 의료법인송암의료재단마이크로요양병원, 첼로병원.

　⑤충남 지역은 2개의 병원이다. 천안재활병원, SG삼성조은병원.

　⑥대전 지역은 4개의 병원이다. 다빈치병원, 사회복지법인 성화 대전재활병원, 의료법인 밝은마음의료재단 워크런병원, 의료법인 리노의료재단 유성웰니스재활병원.

　⑦대구 지역은 5개의 병원이다. 근로복지공단 대구병원, 남산병원, 대구보건대학교병원, 의료법인상보의료재단 대구경상병원, 의료법인해정의료재단 더좋은병원.

　⑧경북 지역은 2개의 병원이다. 의료법인 갑을의료재단 갑을구미병원,

의료법인 인덕의료재단 복주회복병원.

⑨경남 지역은 3개의 병원이다. 예손재활의학과병원, 의료법인희원 래봄병원, 희연병원.

⑩부산 지역은 6개의 병원이다. (재)한·호기독교선교회 멕켄지일신기독병원, 동아대학교대신요양병원, 워크재활의학과병원, 의료법인영재의료재단 큰솔병원, 파크사이드재활의학병원, 해운대나눔과행복병원.

⑪강원 지역은 1개의 병원이다. 강원도 재활병원.

⑫전북 지역은 1개의 병원이다. 드림솔병원.

⑬전남 지역은 3개의 병원이다. 광주365재활병원, 우암병원, 호남권역재활병원.

⑭제주 지역은 1개의 병원이다. 제주권역재활병원.

이상 53개의 재활의료기관이 뇌졸중 아급성기(회복기) 시기에 전문적으로 재활치료를 받을 수 있는 곳이다. 앞서 보았듯이, 급성기 치료를 받은 상급종합병원 등에서 재활의학과로 전과하여 치료를 받으면 좋을 수도 있지만 병원에 대한 적합성은 뇌졸중 환자 본인(가족 간병인)이 때에 따라 판단할 수 있을 것이다.

현재 재활의료기관에서 회복기를 보낸 뇌졸중 환자가 어떤 병원의 서비스가 어떻다더라, 어떤 의료진이 어떻다더라, 하더라도 100% 환자의 입장에서 평가를 내린 것은 없다. 그러나 보건복지부 산하의 재활의료기관운영위원회에서 일정한 요건을 갖춘 의료기관 중에 선별하는 것이기 때문에 모든 병원이 양질의 재활 의료를 제공한다고 볼 수 있다.

아급성기(회복기)가 종료되는 시점은 언제로 보아야 할까. 보통은 재활의료기관에서 입원 치료가 가능한 시점은 재활의료기관에 입원한 날부터 180일로 보기 때문에 '6개월'로 볼 수도 있다. 일부 연구는 뇌졸중 발병 후 '3개월'로 보기도 하고, 일부 연구는 뇌졸중의 만성기를 부정하고 재활에 전념할 것을 강하게 권고하기도 한다.

병원이 환자에게 건강보험을 적용하고 그 요양급여비용을 국민건강보험공단에 청구하여 받을 때는 건강보험공단에 청구하여야 한다. 이때, 건강보험심사평가원에 그 요양급여비용의 심사청구를 해야 하는데, 건강보험심사평가원은 뇌졸중에 대한 전문 재활치료는 뇌졸중 발병 후 2년간 인정하는 것을 원칙으로 한다. 예외적으로 환자의 기능 회복, 호전 여부 등을 고려하여 기간을 달리 판단하기도 한다. 결국, 만성기는 '2년'으로 볼 수도 있는 것이다.

3개월, 6개월, 2년 등 만성기의 명확한 개념은 없다. 반면에, 신경 가소성은 명확하다. 뇌는 뇌세포끼리 연결하는 통로를 변경할 수 있고, 새로운 통로를 연결할 수도 있다. 뇌세포는 약 860~1,000억 개로 구성되어 있으며 새로운 기술을 익히거나 반복적인 연습, 다양한 치료를 통해 신경 가소성을 더욱 활성화할 수 있다. 따라서 만성기인 것을 부정하고 지속하여 재활에 집중하고 끈기 있게 노력하면 점진적으로 나아질 것이다. 뇌졸중을 극복한 여러 사례에서도 확인할 수 있다.

뇌졸중 재활은 운동선수가 운동하는 것과 유사하다. 운동선수의 삶을 산다고 생각하고 접근하면 뇌졸중 재활에 대하여 큰 효과를 볼 수 있다고 생각된다. 운동선수는 한계를 넘어서기 위해 끊임없이 노력하고, 실패 속에서도 도전을 멈추지 않으며 작은 성취를 통해 마지막 목표를 이루어 간다.

(1) 우선 목표를 설정해야 한다. 목표는 구체적이고(Specific), 측정할 수 있어야 하고(Measurable), 달성할 수 있는(Achievable), 실현할 수 있는(Realistic), 마감 기한이 있는(Time-bounded) 목표여야 한다.[22] 예컨대, 건측 제한치료를 하는 경우, '앞으로 3주 동안(T), 건측인 왼팔을 지지대로 고정하고, 하루에 5시간 이상, 재활치료에 임하겠다(S.M.R.A.T 원칙).'라는 계획을 세우는 것이다. 이때, 현재 신체 상태에 따라 필요한 훈련을 해야 하므로 재활의학과 전문의에게 상의하되, 위와 같은 S.M.A.R.T 원칙을 적용하여 강도 높은 훈련을 하겠다는 마음가짐을 보여주자.

(2) 꾸준함을 믿어야 한다. 운동선수는 하루하루의 훈련이 쌓여 긍지 높은 결과를 만들어 낸다. 때때로 힘들고 고되지만 포기하지 않고 반복훈련을 하고, 근육과 신경을 훈련하고, 마음가짐을 굳세게 단련하여 매일 조금씩이라도 발전할 수 있다고 믿어야 한다.

---

22) 경영의 대가 피터 드러커의 S.M.A.R.T 원칙

(3) 의료기관의 재활 시스템을 믿고 의지해야 한다. 급성기 치료를 받은 병원의 재활의학과든, 재활의료기관이든 해당 병원에 구성된 작업치료사, 언어치료사, 재활의학과 전문의 등 전문가들을 믿어야 한다. 그리고 그들을 괴롭히는 느낌이 들 정도로 자신의 상태에 대해 알리고 더 많은 재활 훈련을 하고 싶다는 의지를 비치는 것이 좋다. 자신의 상태에 대해서는 자신이 가장 잘 아는 점, 의료진도 사람이기 때문에 모든 사람의 상태를 100% 살펴 100% 적합한 재활을 100%로 유지하는 것을 기대하기는 매우 어렵다고 생각된다.

그러나, 자신의 상태에 대해 적극적으로 알리는 환자에게는 100%에 가깝게 신경을 써줄 가능성이 더욱 올라가는 것은 인지상정이기 때문에 요청하고 그들의 전문성을 믿고 의지해 보자.

(4) 심폐기능과 근력, 지구력이 모두 필요하다. 재활도 훈련의 일종이기 때문에 이를 더욱 잘하기 위해서는 심폐기능, 근력, 지구력이 모두 동반되어야 한다.

(5) 어려운 연습을 많이 반복적으로 하는 것이 신경 가소성을 더욱 촉진한다. 따라서 신경을 집중하여 어려워하는 연습을 더욱 반복적으로 해야 한다. 그리고 숙련도가 증가함에 따라 시간과 강도를 높여 신경 가소성을 활성화해야 한다.

만성기인 뇌졸중 환자입니다. 집에서 할 만한 재활치료가 무엇이 있을까요?

자택에서 할 수 있는 재활치료에 대한 고민이 있을 수 있다. 재활의료기관에서 퇴원하여 종종 병원에 통원하여 치료받기 때문에, 입원하며 받았던 모든 재활 서비스가 끊겨 재활치료의 방향성을 잃을 수 있기 때문이다.

다양한 연구 결과를 보면, 가정용 게임기(플레이스테이션 등)를 주 3회 1시간씩 재활에 활용한 결과 환자의 보행 능력과 보행 거리가 증가하였다. 가정용 게임기로 인해 뇌졸중 환자의 흥미를 높이고 신경 가소성을 활성화한 것으로 밝혀졌다.

대구 강병원 재활치료센터는 미술치료가 뇌졸중에 걸린 노인에게 효과가 있는지 연구하였다. 우선 미술치료는 정서적 안정을 가져오고 약점보다는 장점에 근거하는 창작 활동이기 때문에 다른 재활치료보다 좌절감을 덜 느끼게 한다. 연구 결과, 간이 정신상태 검사(MMSE-K) 결과가 향상되었다. MMSE-K는 인지기능의 변화를 파악하는 데 사용되고 시간 지남력, 장소 지남력, 기억 등록, 주의 및 계산, 기억 회상, 언어, 시공간 구성 능력의 문답을 하여 나온 점수에 따라 인지기능을 판단한다.

자택에서 할 수 있는 재활치료는 거울 치료도 있다. 거울 치료는 다른 치료와 비교하여 낮은 비용이고 방법이 간단하므로 자택에서 쉽게 접근할 수 있는 장점이 있다. 특히 신경 가소성을 활성화하는 것으로 검증이 된 치료 방법이기 때문에 적극적으로 활용하는 것이 좋다.

뇌졸중 재활에 있어서 주의해야 할 점은 학습된 비사용을 주의해야 한다는 것이다. 학습된 비사용은 신체의 어떤 부위를 움직일 수 있음에도 불구하고 사용하지 않은 것이 습관화되었다고 표현할 수 있다. 학습된 비사용은 해당 신체 부위의 운동기능을 더욱 악화하여 근육 경직이나 구축을 유발할 수 있고, 신경 가소성의 활성화를 방해하여 회복 속도가 느려지게 된다.

학습된 비사용을 주의하더라도 너무 심하게 주의하여 편마비가 있는 쪽(환측)으로만 활동하려는 것도 지양해야 한다. 그 이유는 편마비의 반대쪽(건측)의 팔다리만을 이용하더라도 뇌졸중 초기에는 심폐기능과 근력을 어느 정도 강화하여야 하기 때문이다. 두 가지의 조화를 모두 챙기기 어려운 경우에는 재활의학과 전문의에게 현재 심폐기능이나 근력은 어떠한지, 학습된 비사용의 상태는 어떠한지 문의하고 적절한 조치를 받는 것이 좋다.

두 번째는 우울 증상, 불안 증상, 신체 증상, 자살 위험성에 대하여 자가 진단을 해보고, 그 결과 전문가의 도움이 필요하다는 수준에 달하는지 확인하는 것이다. 이 경우 즉시 전문가의 도움을 받아야 한다. 자가 진단은 '국립정신건강센터-자가 진단'에서 무료로 가능하다.

질문 15 ● **퇴원한 뇌졸중 만성기 환자입니다. 제가 이용할 수 있는 운동 관련 제도가 있을까요?**

퇴원한 뇌졸중 만성기 환자가 체력 증진에 관심이 생겨 운동하려고 하는 경우 여러 제도를 활용할 수 있다.

우선, ①장애인 체력 인증센터가 있다. 국립재활원 운동재활과에서 진행하는 사업으로 월요일부터 금요일까지 국립재활원 이용 환자와 지역사회 장애인은 직접 방문하거나 전화로 접수하여 이용할 수 있다. 체력을 평가하고 그 결과에 따라 적합한 운동 방법을 교육한다. 의학적 근거에 기반하여 특화된 운동프로그램을 제공한다.

별도의 비용은 없고, 이동지원을 받으려는 경우 방문하고자 하는 센터에 전화하여 이동지원을 해주는지 확인해야 한다. 방문 전에는 편안한 복장과 복지 카드를 지참해서 방문하면 된다. 복지 카드가 없다고 하더라도 자신의 장애 유형에 대해 알고 있는 상태에서 사전 동의를 하면 체력 측정이 가능하다.

뇌졸중 환자는 신장, 체중, 체지방률, 근력, 민첩성, 근지구력, 평형성, 유연성, 심폐지구력을 측정한다.

②장애인체육시설은 시·도에서 운영하는 장애인 체육회로 다음과 같은 시설이 있다. 지역사회 장애인 체육시설은 장애인종합복지관, 재활스포츠센터, 장애인체육관 등의 키워드로 검색하면 손쉽게 찾을 수 있다.

시 · 도 장애인체육회	
대한장애인체육회	02-3434-4500
서울시 장애인체육회	02-2202-2525
부산광역시 장애인체육회	070-8796-9060
인천광역시 장애인체육회	032-442-2396
대전광역시 장애인체육회	042-537-5810
대구광역시 장애인체육회	053-592-8036
광주광역시 장애인체육회	062-600-3940
울산광역시 장애인체육회	070-4395-6107
세종특별자치시 장애인체육회	044-865-1221
경기도 장애인체육회	031-248-9328
강원도 장애인체육회	033-816-1040
충청북도 장애인체육회	043-284-3962
충청남도 장애인체육회	041-635-0087
전라북도 장애인체육회	063-250-8508
전라남도 장애인체육회	061-288-1372
경상북도 장애인체육회	053-812-2321
경상남도 장애인체육회	055-282-2893

뇌졸중 환자의 가족입니다. 조언을 받고 싶은데 어떤 조언을 해주실 수 있을까요?

뇌졸중이라는 상병은 누구에게나 충격적인 일로 다가온다. 특히 환자뿐만 아니라 가족에게는 삶의 큰 변화를 불러오게 되고 상실감과 슬픔을 느끼게 하는 일이다. 나아가 뇌졸중 환자를 보살피는 일은 정말 어렵고 많은 스트레스를 주게 되는데 삶의 대부분이 변할 수 있어서 이러한 상황에 걸맞게 새로운 역할과 책임을 분담하여야 한다.

뇌졸중 환자를 보살피면서 신체를 들고 옮기고 수정해야 하는 경우가 많을 텐데, 허리 부위를 다쳐 요통을 호소하는 것이 자주 발생하기 때문에 허리를 다치지 않고 환자를 안전하게 드는 방법을 의료진에게 배워야 한다.

또한 우울증이나 피로감에 시달릴 수 있으므로 환자가 재활 프로그램을 시작하면 그때 환자의 가족도 러닝이나 산책, 취미활동을 하며 활력과 자신감을 찾아야 한다. 그리고 정말 힘들 때는 다른 가족 구성원이나 간병인에게 도움을 청하고 적절한 휴식을 취해야 한다. 또한, 환자를 과하게 보호하는 것보다는 환자가 스스로 해낼 수 있도록 응원하고 조력하는 마음가짐이 필요하다.

마지막으로 환자의 감정이 다양하게 변화할 때는 건강한 음식을 먹고 숙면을 할 수 있도록 도와주고, 매일 규칙적으로 산책이나 운동을 하도록 조력하고, 환자가 느끼는 솔직한 감정을 표현할 수 있도록 경청하고, 두려움·우울·분노 등은 뇌졸중 회복 중에 발생할 수 있는 자연스러운 과정인 것을 알려주고, 뇌졸중을 경험한 다른 사람과 상호작용할 수 있도록 조력하는 것이 필요하다.

5.

퇴원 후, 일상생활은
어떻게 하는 게 좋을까?

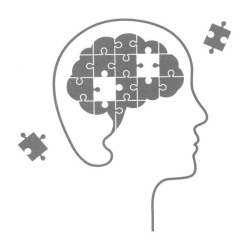

도움이 필요하신 분을 위한 QR코드

질문 01 ● **퇴원하고 집으로 돌아와 일상생활을 시작해야 할 때 챙겨야 할 것이 무엇이 있을까요?**

(1) 사회복귀를 할 준비가 되어 있는지 확인하는 것이 좋다. 국립재활원의 사회복귀 준비도를 인용하여 어느 정도 준비가 되어 있는지 확인해 보자.

항목	내용	0점	1점	2점	점수
건강	당뇨, 혈압, 심혈관 질환이 있는지?	매우 심함	있으나 심하지 않음	전혀 없음	
	욕창, 피부질환, 심한 상처가 있는지?	매우 심함	있으나 심하지 않음	전혀 없음	
	삼킴장애로 식사가 어려운지?	매우 심함	실금, 실변	전혀 없음	
	배변, 배뇨 장애가 있는지?	감각 없고 보조기 사용	약간의 도움 필요	화장실 이용	
일상 생활	환자 혼자 침대, 휠체어, 변기 이동이 가능한지?	매우 어려움	약간의 도움 필요	혼자 가능	
	양치, 세수, 면도, 옷 입기를 혼자 할 수 있는지?	매우 어려움	약간의 도움 필요	혼자 가능	
	보행이 가능한지? (보조기 사용 포함)	매우 어려움	약간의 도움 필요	혼자 가능	
인지· 언어	기억력, 이해력은 어떤지?	매우 나쁨	다소 나쁨	좋은 편임	
	말하는 데 어려움이 있는지?	매우 어려움	있으나 심하지 않음	전혀 없음	
심리	우울, 불안 증세가 있는지?	매우 심함	가끔 있음	전혀 없음	
	공격적·충동적인 말, 행동하는지?	매우 심함	가끔 있음	전혀 없음	
가정	환자의 장애를 잘 이해하고 지지하는 가족이 있는지?	전혀 없음	있으나 도움받기 힘듦	있음	
	퇴원 후 가정에서 환자를 간병할 가족이 있는지?	전혀 없음	있으나 도움받기 힘듦	있음	
	집은 환자가 생활하기 편리한지?	매우 불편	조금 불편	편리함	

활동	자가운전, 대중교통을 이용할 수 있는지?	전혀 못 함	도움받아 가능	혼자 가능	
	종교활동, 쇼핑 등 외부 활동이 가능한지?	전혀 못 함	도움받아 가능	혼자 가능	
사회 복귀 계획	병원 퇴원 후 사회복귀 계획이 있는지?	다른 병원 입원 예정	아직 모름	집으로 갈 예정	
	퇴원 후 취업이나 사회활동을 희망하는지?	전혀 원하지 않음	어려울 것으로 판단	매우 원함	
	장애인복지관, 보건소 등 지역 복지기관에 대해 알고 있는지?	전혀 모름	조금 알고 있음	잘 알고 있음	
	노인장기요양보험, 장애인복지시책 등 각종 지원제도를 알고 있는지?	전혀 모름	조금 알고 있음	잘 알고 있음	

총점				
사회복귀 가능성	매우 높음 (30점 이상)	높은 편 (20점 이상)	보통인 편 (10~20점)	낮은 편 (10점 이하)

(2) 응급상황에 대한 대비가 필요하다. 뇌졸중이 재발하게 되는 경우 이전 뇌졸중 증상과 다르게 나타나거나 더 크게 나타날 수 있다. 따라서 자신의 상황을 기재해 둔 메모지를 항상 소지하는 것이 필요하다. 메모지에는 다음과 같은 내용이 들어가면 좋다. 나아가 핸드폰 잠금화면, 배경 화면에도 아래 내용을 만들어서 지정해 두도록 하자.

질병명		편마비 부위	좌 or 우
발생 시기		주민등록번호	
수술 여부		비상 연락처 1	
복용 중인 약		비상 연락처 2	
주로 이용하는 의료기관			

퇴원하여 집에서 재활하는 환자입니다. 일상생활 동작의 장애가 있는데 극복하려면 어떻게 해야 할까요?

　일상생활 동작은 자신을 돌보는 데 필요한 일을 하는 모든 활동을 의미한다. 기본적인 일상생활 동작으로 목욕, 옷 입기, 식사, 화장실 사용, 이동, 배뇨 및 배변을 하는 것과 도구적 일상생활 동작으로 음식 준비, 가사 활동, 쇼핑, 금융 관리, 교통수단 이용, 대인관계 활동 등이 있다.

　일상생활 동작에 장애가 있어 활동이 불편한 경우, 최대한 일상생활 동작의 효율을 높일 방안을 찾아야 하지만 정답이 있는 문제는 아니라고 생각된다. 기본적인 일상생활 동작에서 효율을 높이기 위해서는 어떤 방식이 있을까. 면도할 때는 전기면도기를 사용하여 상처 발생을 방지하자. 빗질은 손잡이가 길고 굵은 것을 사용하여 놓칠 위험을 낮추자. 헤어드라이어는 책상이나 벽에 고정하고 몸을 움직이며 머리를 말리자. 목욕할 때는 긴 솔을 이용하여 등을 씻고, 옷을 입을 때에는 편마비(환측) 팔을 먼저 넣어 입고, 옷을 벗을 때에는 편마비가 아닌(건측) 팔을 먼저 빼고 나중에 환측 팔을 빼면 수월하다.

　도구적 일상생활 동작 관련하여 식사 준비를 할 때에는 조리할 그릇 아래에 끈끈한 매트, 미끄럼 방지용 매트, 젖은 수건 등 마찰을 높이는 것이 필요하다. 가사 활동으로 청소할 때는 무선 청소기로 전깃줄에 의해 발생할 위험성을 낮추는 것이 필요하다. 쇼핑할 때는 사람이 많은 시간대를 피하는 것이 좋다.

뇌졸중 이후에는 편마비, 인지장애 등 후유증이 남기 때문에 일상생활 동작이 어려워진다. 따라서 자신의 상태를 고려하여 적합한 가정환경으로 수정해야 한다. 예를 들어 편마비가 심한 뇌졸중 환자와 편마비가 심하지 않은 뇌졸중 환자의 가정환경은 다르게 수정되어야 한다.

가정환경 수정을 해야 하는 이유는 병원과 다른 주거 환경으로 인해 퇴원 후 가정으로 돌아온 뇌졸중 환자는 낙상의 위험에 노출된다. 연구 결과에 따르면, 전체 뇌졸중 환자 중 70%는 실내에서 낙상을 경험하게 된다. 미국 질병통제센터에 의하면 미끄러운 바닥이나 계단 등의 위험한 환경적 요인이 통계로 잡힌 낙상 중의 25~45%를 차지한다. 따라서 가정환경 수정은 퇴원하고 가정으로 돌아오기 위한 필수요소이다.

가정환경 수정 시 고려해야 할 부분은 출입문, 바닥, 거실, 침실, 집 구조, 화장실, 계단 등이다. 상황에 맞춘 다양한 가정환경 수정이 이루어져야 하지만 주요한 부분은 현재 신체 기능을 고려하여 불편하거나 위험한 부분이 있는지, 넘어지기 쉽거나 이동이 힘든 곳에 적절한 안전장치가 있는지, 마비가 없는 부위(건측)으로 잡을 수 있는 방향으로 안전 손잡이가 연속해서 설치되었는지, 장애물이 있거나 동선이 복잡하진 않은지, 정리 정돈은 잘 되어 있는지, 단차가 있는지 등이다.

현재 가정환경 수정은 현재 정부에서 운영하는 사업은 없는 걸로 파악

된다. 일부 지자체가 특정 단체와 업무 협약(MOU)을 맺어 기간제로 일부 인원을 대상으로 가정환경 수정 사업을 운영하기도 한다.[23]

---

23) 서산시, 신성대학교와 치매 환자 가정환경 수정 사업 추진(2024.05.)

후견제도는 치매, 뇌, 손상 장애, 발달장애, 정신장애 등 질병이나 장애, 노령 등의 사유로 정신적 제약이 있는 사람을 위해 후견인을 선임하여 도움을 주는 제도다. 후견의 유형은 법정후견, 임의 후견으로 나뉘고, 법정후견은 후견 개시 심판청구를 통해 후견인을 선임하는 제도이고, 임의 후견은 당사자 간 계약 때문에 미리 후견인을 지정하는 제도이다.

법정후견은 성년후견으로 사무처리 능력이 지속해서 없는 경우에 진행하고, 한정후견은 사무처리 능력이 부족한 경우에 진행하고, 특정후견은 일시적 후원 또는 특정 사무에 대해 후원이 필요한 경우에 진행한다.

후견을 진행하기 위해서는 뇌졸중 환자의 주소지를 담당하는 가정법원에 후견 개시 심판청구를 하여야 한다. 후견 개시 심판청구를 할 수 있는 사람은 환자 본인, 법률상 배우자, 4촌 이내의 친족, 검사, 지방자치단체의 장(구청장 등)이다. 후견인으로는 뇌졸중 환자의 건강, 생활 관계, 재산 상황 등을 고려하여 적합한 친족이나 전문가(변호사, 법무사, 회계사, 사회복지사 등)로 지정되고 법원이 결정한다.

후견인 선임까지는 대략 6개월 정도 소요된다. 선임된 후견인은 후견 개시 심판문에 기재된 내용에 따라 법률행위를 할 수 있고 법원의 허가를 받도록 정한 행위는 반드시 법원의 허가를 받아야 뇌졸중 환자를 대신하여 법률행위를 할 수 있다. 만일 후견인이 뇌졸중 환자의 재산을 임의로 사용할 때는 횡령이나 배임행위에 해당할 수 있으므로 주의하여야 한다.

또한, 한 번 후견인으로 선임된 이상 후견인 활동이 힘들다는 이유로 종료할 수 없다. 뇌졸중 환자의 정신 능력이 회복되어 후견 종료가 결정되거나, 사망하는 것과 같이 특별한 경우에만 종료할 수 있다.

후견인이 뇌졸중 환자를 대신하여 은행에 업무를 볼 때는 필요한 서류가 있다. 뇌졸중 환자의 후견 등기사항증명서이다. 이때 법원의 허가가 필요한 사항일 때 법원 심판문 정본, 한정후견인의 동의가 필요한 경우에는 한정후견인의 동의서, 후견감독인의 동의가 필요한 경우에는 후견감독인 동의서, 대리권이 없는 경우에는 법원 심판문 정본이다.

후견 등기사항증명서가 아직 발급되지 않은 상황에서는 예외적으로 후견 개시심판문 및 확정 증명원을 제출하여 금융거래를 할 수 있다. 성년후견인의 경우 원칙적으로 모든 금융거래 업무를 선임된 후견인이 볼 수 있다. 한정후견인, 특정후견인, 임의 후견임으로 선임되었으면 금융거래에 대한 대리권이 후견 등기사항증명서에 반영이 되어 있어야 뇌졸중 환자를 대신하여 금융거래 업무를 할 수 있다.

선임된 후견인이 뇌졸중 환자를 대신하여 금융거래 업무를 보기 어려워 제3자를 대리인으로 또다시 선임할 때는 대리할 금융거래 업무의 내용이 기재된 위임장, 인감증명서, 후견 등기사항증명서 등을 가지고 가야 한다.

질문 05 ● **퇴원한 뇌졸중 환자가 알아두면 좋은 지역의 복지기관은 무엇이 있나요?**

퇴원한 뇌졸중 환자는 병원의 전문적인 케어 서비스를 받지 못하기 때문에 직접 다양한 복지기관에 접근하여 혜택을 받을 수 있도록 신경을 쓸 수밖에 없다. 알아두면 좋은 지역의 복지기관은 보건소, 장애인종합복지관, 노인종합복지관, 재활 체육센터, 장애인자립생활센터, 서울시 보조 공학서비스센터, 한벗재단, 경기도 재활 공학서비스 연구지원센터, 인천시 재활 공학서비스 연구지원센터, 한국장애인고용공단, 국립재활원, 다양한 직업훈련 기관, 취업 지원 기관, 생활체육, 취미 관련 기관이 있다.

이 중에서 직업훈련, 취업 지원, 생활체육, 취미 관련 기관은 이후 문답에서 보도록 하겠다.

①보건소는 물리 · 작업 · 열 · 전기치료, 재활 운동, 체력단련, 재활기구 대여, 방문간호, 보건교육, 장애인 자조 모임 등의 활동을 할 수 있다. 장애인 등록을 하여야 혜택을 보는 경우가 대부분이기 때문에 지역 보건소에 내용을 확인해야 한다.

②장애인종합복지관은 물리치료, 작업치료, 언어치료, 체력단련, 수중재활, 취업 알선, 탁구, 당구, 배드민턴과 같은 동호회 활동을 할 수 있다. 장애인으로 등록이 되어야 혜택을 볼 수 있다.

③노인종합복지관은 물리치료, 열 · 전기치료, 체력단련, 바둑, 장기, 풍물, 체조 등 취미활동, 목욕, 이 · 미용 지원 등의 혜택을 받을 수 있다. 60세 이상의 지역 주민이나 등록 장애인이 이용할 수 있다.

④재활 체육센터는 수중재활, 체력단련, 체육관 이용, 탁구장 등 운동실 이용, 각종 문화교육을 누릴 수 있고 등록된 장애인이 이용할 수 있다.

⑤장애인자립생활센터는 장애인 권익에 대하여 활동을 하고, 상담, 장애인 활동 보조인 양성 교육, 자립생활을 할 수 있도록 강좌를 운영한다. 장애인이 혜택을 볼 수 있다.

의료기관 가정간호 사업은 만성 퇴행성질환의 증가와 인구의 노령화 및 각종 사고와 재해로 인하여 거동 불편 인구가 증가는 추세지만, 1인 가구 등의 증가로 가족들의 수발 능력이 감소한 점, 장기 입원이나 불필요한 입원으로 인한 의료자원 낭비를 감소하고 자원 활용의 효율성을 높이어 효율적인 입원 대체 서비스 도입이 필요한 점 등으로 인하여 도입되었다.

가정간호를 담당하는 인력은 의료법에 따라 가정 전문간호사 자격을 취득한 사람이다. 서비스 질 보장을 위하여 가정 전문간호사가 아니면 건강보험 요양급여 지급이 불가하다. 가정 전문간호사의 가정간호 서비스를 받으면 국민건강보험법 제41조에 의한 가정간호 요양급여 비용의 본인 일부 부담금을 부담하여야 한다.

의료기관의 가정간호 사업을 적용받을 수 있는 사람은 의료기관에서 입원 치료 후 퇴원한 환자와 외래 및 응급실 환자 중 다음에 해당하는 자로서 의사 또는 한의사가 가정에서 계속된 치료와 관리가 필요하다고 인정하는 경우 받을 수 있다. 주로 수술 후 조기 퇴원환자, 만성 호흡기질환자, 말기 환자, 뇌 심혈관질환자(뇌졸중, 심근경색 등), 산모와 신생아, 기타 의사가 필요하다고 인정하는 환자다.

가정간호 사업을 적용받다가 종결되는 기준도 있다. 가정간호를 시작한 목표를 달성하였거나 질병이 위중해진 경우인데, 환자가 사망한 경우, 환자가 스스로 외래진료를 받을 수 있는 경우, 지역사회 자원 연계로 가정간호가 필요하지 않게 되니 경우, 의료인의 치료 및 간호 지시에 특별한 사유 없이 따르지 않는 경우, 환자의 상태가 심각해져 가정간호 대상자로 부적합하다고 인정되는 경우, 다른 지역으로 이사한 경우, 서비스 이용료를 장기 미납한 경우, 가정 전문간호사를 위협하였을 때 등이다.

가정 전문간호사의 주요 업무는 ①기본적인 간호뿐만 아니라 ②치료적 간호로 비위관 교환, 정체 도뇨관 교환, 기관지관 교환과 관리, 산소 용법, 욕창 치료, 단순 상처치료 등 의사의 처방이 필요한 항목, ③검사 관련 업무로 의사가 처방한 검사 중 가정에서 시행할 수 있는 요당검사, 산소포화도 검사 등, ④의사의 처방에 따른 투약, 주사, ⑤식이요법, 운동요법, 기구 사용법 등 교육훈련, ⑥상담, ⑦가정간호 서비스 종결 후 공공보건기관 등에 의뢰하는 업무를 수행한다.

현재 가정간호를 실시하고 있는 의료기관의 현황은 다음과 같다.

명칭	전화번호	주소
녹색병원	02-490-2000	서울 중랑구 사가정로49길 53
박가정의원	02-936-4644	서울 노원구 상계로27길 15
삼성서울병원	02-3410-2114	서울 강남구 일원로 81
서울대학교병원	1588-5700	서울 종로구 대학로 101
서울봄연합의원	02-907-0304	서울 강북구 삼양로 579, 3,4층
서울연세의원	02-418-7731	서울 강남구 영동대로 210, 2층
성심의료재단 강동성심병원	02-2224-2114	서울 강동구 성안로 150
연세노블병원	02-384-0009	서울 은평구 서오릉로 37
연세대학교의과대학 세브란스병원	02-2228-0114	서울 서대문구 연세로 50-1
이화여자대학교 의과대학부속 목동병원	02-2650-5114	서울 양천구 안양천로 1071
장호준의원	02-830-8575	서울 구로구 구일로4길 30, 2층
재단법인 아산사회복지재단 서울아산병원	02-3010-3114	서울 송파구 올림픽로43길 88
중앙대학교병원	1800-1114	서울 동작구 흑석로 102
학교법인 고려중앙학원 고려대학교 의과대학 부속병원(안암병원)	1577-0083	서울 성북구 고려대로 73
학교법인 가톨릭학원 가톨릭대학교 서울성모병원	02-1588-1511	서울 서초구 반포대로 222
한국보훈복지의료공단 중앙보훈병원	02-2225-1111	서울 강동구 진황도로61길 53
한양대학교병원	02-2290-8114	서울 성동구 왕십리로 222-1
SB나눔제일의원	032-544-6863	인천 계양구 장제로 1031, 2층
가톨릭관동대학교 국제성모병원	032-1600-8291	인천 서구 심곡로 100번길 25
가톨릭대학교 인천성모병원	032-1544-9004	인천 부평구 동수로 56
근로복지공단 인천병원	032-500-0114	인천 부평구 무네미로 446
미추홀메디정형외과의원	032-764-7582	인천 미추홀구 인주대로 51, 5층
뿌리요양병원	032-431-7979	인천 남동구 논고개로 77, 7,8층
새인천요양병원	032-719-7874	인천 남동구 논고개로123번길 17, 11층
서울의원	032-713-4550	인천 서구 청마로19번길 20, 2층
성로요양병원	032-555-4433	인천 계양구 아나지로 378

명칭	전화번호	주소
예촌연합의원	032-462-8275	인천 남동구 인하로 608, 5층
의료법인 길의료재단 길병원	1577-2299	인천 남동구 남동대로774번길 21
인천광역시의료원	032-580-6000	인천 동구 방축로 217
인천평화의료복지 사회적협동조합 평화의원	032-524-6911	인천 부평구 경인로1104번길 10
조경준의원	032-513-4546	인천 부평구 시장로 55-1, 2층
인천광역시의료원	032-580-6000	인천 동구 방축로 217
인천평화의료복지 사회적협동조합 평화의원	032-524-6911	인천 부평구 경인로1104번길 10
조경준의원	032-513-4546	인천 부평구 시장로 55-1, 2층
청담요양병원	032-324-8255	인천 서구 열우물로 235, 2~5층
하이큐영상의원	032-363-3292	인천 부평구 부평대로 301
한국보훈복지의료공단 인천보훈병원	032-363-9800	인천 미추홀구 인주대로 138
(의)효심의료재단 용인서울병원	031-337-0114	경기 용인시 처인구 고림로 81
21세기조훈의원	031-522-4096	경기 남양주시 퇴계원읍 퇴계원로 67-1, 201호
365디케이의원	031-557-5588	경기 남양주시 별내중앙로 34, 7층
365스마트의원	031-268-7234	경기 수원시 장안구 만석로19번길 25-10
가톨릭대학교 성빈센트병원	031-1577-8588	경기 수원시 팔달구 중부대로 93
가톨릭대학교 의정부성모병원	1661-7500	경기 의정부시 천보로 271
가톨릭대학교 부천성모병원	032-157-0675	경기 부천시 소사로 327
경기도의료원 수원병원	031-888-0114	경기 수원시 장안구 수성로245번길 69
경기도의료원 안성병원	031-8046-5000	경기 안성시 남파로 95
경기도의료원 의정부병원	031-828-5000	경기 의정부시 흥선로 142
경기도의료원 파주병원	031-940-9100	경기 파주시 중앙로 207
경기도의료원 포천병원	031-539-9114	경기 포천시 포천로 1648
고양메디컬의원	031-810-7500	경기 고양시 일산동구 고봉로 795, 2층
국립암센터	031-920-0114	경기 고양시 일산동구 일산로 323
국민건강보험공단 일산병원	1577-0013	경기 고양시 일산동구 일산로 100
근로복지공단 안산병원	031-500-1114	경기 안산시 상록구 구룡루 87

명칭	전화번호	주소
김포참조은내과의원	031-983-8818	경기 김포시 양촌읍 양곡2로 50, 3층
느티나무의료복지 사회적협동조합 느티나무의원	031-555-8005	경기 구리시 건원대로 36
다인병원	031-8014-1300	경기 수원시 장안구 창룡대로 159
대진의료재단 분당제생병원	031-779-0114	경기 성남시 분당구 서현로180번길 20
동백제일의원	031-286-9886	경기 용인시 기흥구 언동로217번길 45-1
별내참사랑의원	031-528-0175	경기 남양주시 별내3로 318, 3층
보바스기념병원	1877-5661	경기 성남시 분당구 대왕판교로 155-7
부천우리병원	032-672-4100	경기 부천시 소사로 726
분당서울대학교병원	031-787-2114	경기 성남시 분당구 구미로173번길 82
삼성연합의원	031-376-5475	경기도 오산시 오산대역로 214, 4층
서울홈케어내과의원	031-454-0727	경기 의왕시 사천2길 16, 4층
성남시의료원	031-738-7000	경기 성남시 수정구 수정로171번길 10
아주대학교병원	031-219-5114	경기 수원시 영통구 월드컵로 164
안성성모병원	031-675-6007	경기 안성시 시장길 58
안성의료복지 사회적협동조합 서안성의원	031-651-6121	경기 안성시 공도읍 승두길 40
양주평화의원	031-866-2084	경기 양주시 옥정로 143, 3층
에스의원	031-924-6177	경기 고양시 일산동구 숲속마을1로 71, 6층
연세바른의원	031-243-7009	경기 수원시 팔달구 월드컵로321번길 34-19, 2층
연세부천의원	032-667-8203	경기 부천시 조종로 8
연세삼육오매일의원	031-977-3657	경기 고양시 일산동구 성석로 30, 2층
연세송내과의원	031-8070-1198	경기 파주시 후곡로 3, 2층
연세실버케어의원	031-529-6874	경기 남양주시 진접읍 해밀예당1로 220, 6층
오산한국병원	031-379-8300	경기 오산시 밀머리로1번길 16
우리예담의료소비자생활협동조합 한국의원	031-418-8272	경기 안산시 상록구 각골로 76
의료법인 갈렌의료재단 박병원	031-666-2600	경기 평택시 송탄로 33

명칭	전화번호	주소
의료법인 녹향의료재단 신천연합병원	031-310-6300	경기 시흥시 복지로 57
의료법인 석경의료재단 센트럴병원	031-8041-3000	경기 시흥시 공단1대로 237
의료법인 시몬의료재단 우리가병원	031-355-0081	경기 화성시 서산면 해양공단로 24-3
의료법인 효송의료재단 서안산노인전문병원	031-406-7777	경기 안산시 단원구 원포공원로 54
의료법인대인의료재단 다니엘종합병원	032-670-0001	경기 부천시 중동로 361
의료법인명지의료재단 명지병원	031-810-5114	경기 고양구 덕양구 화수로14번길 55
인제대학교 일산백병원	031-910-7114	경기 고양시 일산서구 주화로 170
일산현대의원	031-908-5678	경기 고양시 일산동구 강촌로 157
제일요양병원	031-526-0030	경기 화성시 효행로 990
차의과학대학교 분당차병원	031-780-5000	경기 성남시 분당구 야탑로 59
큰사랑의원	031-211-7800	경기 수원시 팔달구 중부대로223번길 65, 2층
하늘의원	031-879-8805	경기 의정부시 태평로214번길 19-5, 1층
한림대학교성심병원	031-380-1500	경기 안양시 동안구 관평로170번길 22
한중메디컬의원	031-495-8877	경기 안산시 단원구 신길로 8, 4층
(사)대한신장복지회 대신의원	043-224-0825	충북 청주시 청원구 충청대로 93
공주푸르메요양병원	041-851-7575	충남 공주시 태봉위뜸길 25
김현장외과의원	041-734-5544	충남 논산시 해월로 178
남궁요양병원	043-252-3000	충북 청주시 상당구 상당로 472, 3층
논산하나요양병원	041-734-6700	충남 논산시 생뫼길 20
더맑은의원	0414-567-4200	충남 천안시 서북구 한들1로 34, 3층
삼성스카이병원	041-551-3391	충남 천안시 서북구 성정공원1길 9-4
서울더블유내과의원	041-415-0053	충남 천안시 동남구 목천읍 충절로 935-5
의료법인 현대소망의료재단 현대병원	043-878-4341	충북 음성군 생극면 일생로 516
의료법인샘의료재단 청주복음병원	043-264-1000	충북 청주시 서원구 사직대로 160
청주성모병원	043-219-8000	충북 청주시 청원구 주성로 173-19
충남대학교병원	042-1599-7123	대전 중구 문화로 282

명칭	전화번호	주소
충청남도 천안의료원	041-570-7200	충남 천안시 동남구 충절로 537
충청남도 홍성의료원	041-630-6114	충남 홍성군 홍성읍 조양로 224
충청북도 청주의료원	043-279-2300	충북 청주시 서원구 흥덕로 48
평화요양병원	042-250-9100	대전 중구 대전천서로 745
하나의원	042-584-0877	대전 서구 벌곡로 655
학교법인 가톨릭학원 가톨릭대학교 대전성모병원	042-220-9114	대전 중구 대흥로 64
학교법인 건양교육재단 건양대학교병원	042-600-9999	대전 서구 관저동로 158
학교법인 을지학원 대전을지대학교병원	042-611-3000	대전 서구 둔산서로 95
곡성보건의료원	061-362-4000	전남 곡성군 곡성읍 곡성로 854
대자인병원	063-240-2000	전북 전주시 덕진구 견훤로 390
대전보훈병원	042-939-0111	대전 대덕구 대청로82번길 147
민들레의료복지사회적협동조합 민들레의원	042-638-9012	대전 대덕구 계족로663번길 26, 1층
부안성모병원	063-581-5100	전북 부안군 부안읍 오정2길 24
뷰티라이프의원	042-544-9339	대전 서구 관저중로95번길 86, 2층
성가롤로병원	061-720-2000	전남 순천시 순광로 221
성심요양병원	042-533-8275	대전 서구 갈마로 45
시민요양병원	042-253-5800	대전 중구 보문산로 359
송재활의학과의원	042-536-7582	대전 서구 갈마로 257, 2층
아산사회복지재단 보성아산병원	061-850-3401	전남 보성군 미력면 가평길 36-17
영광종합병원	061-350-8091	전남 영광군 영광읍 와룡로 3
의료법인 백상의료재단 가족사랑요양병원	063-540-1500	전북 김제시 하동1길 13
의료법인 오성의료재단 동군산병원	063-440-0300	전북 군산시 조촌로 149
의료법인거명의료재단 영광기독병원	061-350-3000	전남 영광군 영광읍 신남로 265
의료법인고운손의료재단 고운마음요양병원	042-820-9999	대전 유성구 송림로 58

명칭	전화번호	주소
의료법인새한의료재단 목포성심요양병원	061-283-5400	전남 목포시 영산로844번길 13
의료법인석천재단 고창병원	063-560-5600	전북 고창군 고창읍 화산1길 9
의료법인행복나눔의료재단 장성병원	061-390-9000	전남 장성군 장성읍 역전로 171
전라남도 강진의료원	061-433-2167	전남 강진군 강진읍 탐진로 5
전라북도 군산의료원	063-472-5000	전북 군산시 의료원로 27
천주의성요한의원	062-510-3102	광주 북구 태봉로 32
충남대학교병원	042-1599-7123	대전 중구 문화로 282
화순고려병원	061-370-3700	전남 화순군 화순읍 충의로 109
화순성심병원	061-370-9114	전남 화순군 화순읍 만연로 31
화순중앙병원	061-370-7200	전남 화순군 화순읍 칠중로 101
효사랑가족요양병원	063-711-1111	전북 전주시 완산구 용머리로 77
고신대학교복음병원	051-990-6114	부산 서구 감천로 262
대구가톨릭대학교병원	053-650-3000	대구 남구 두류공원로17길 33
대구삼선병원	053-326-7575	대구 북구 칠곡중앙대로 448
대구파티마병원	053-1688-7770	대구 동구 아양로 99
동서마취통증의학과의원	053-765-0775	대구 수성구 청수로 28, 1층
부산대학교병원	051-240-7000	부산 서구 구덕로 179
산청군보건의료원	055-970-7500	경남 산청군 산청읍 중앙로 97
수성엠케이의원	053-783-1175	대구 수성구 범안로 62, 2층
영남대학교병원	053-623-8001	대구 남구 현충로 170
율곡정신건강의학과의원	051-861-8111	부산 연제구 중앙대로 1135, 9층
의료법인 교통문화의료재단 우리미소요양병원	051-987-7900	부산 사하구 비봉로 80
의료법인보원의료재단 경희대학교 교육협력중앙병원	055-330-6000	경남 김해시 분성로 94-8
의료법인양지의료재단 양지요양병원	053-815-9100	경북 경산시 경산로 174
첨단요양병원	053-669-1000	대구 북구 대현로 19
큰사랑요양병원	054-713-1000	경북 구미시 산업로 168-8

명칭	전화번호	주소
파티마요양병원	053-242-2800	대구 동구 아양로 81
푸른요양병원	055-270-8888	경남 창원시 성산구 창원천로94번길 82-18
학교법인 성균관대학 삼성창원병원	055-233-8899	경남 창원시 마산회원구 팔용로 158-158
한국보훈복지의료공단 대구보훈병원	053-630-7000	대구 달서구 월곡로 60
한국보훈복지의료공단 부산보훈병원	051-601-6000	부산 사상구 백양대로 420
강릉아산병원	033-610-3114	강원 강릉시 사천면 방동길 38
연세대학교 원주세브란스기독병원	033-741-0114	강원 원주시 일산로 20
노형365준의원	064-805-0119	제주 제주시 수덕로 41

뇌졸중 환자가 성관계를 해도 괜찮을까요?

뇌졸중 환자가 성관계하면 뇌졸중에 좋을까, 나쁠까. 결론은 성관계가 뇌졸중 환자의 뇌졸중에 악영향을 준다는 연구 결과는 없다. 당뇨병, 고혈압, 심장질환 등의 문제만 해결된다면 오히려 스트레스 감소, 만족도 증가 등 순 영향이 있다. 고혈압이 있는 사람의 경우 혈압관리가 중요하기 때문에 적정 혈압을 벗어나지 않는 범위에서 혈압관리를 해야 한다.

뇌졸중 환자의 성관계는 일반인과 어떠한 점이 차이가 있을까. 우선, 재활에 필요한 약물이 성기능에 악영향을 미칠 수 있다. 수면제, 고혈압약, 우울증약, 항경직제 등 약물은 성기능을 저하할 수 있다. 이 경우, 주치의에게 상담을 요청하여 뇌졸중 재활을 유지하면서 성기능에도 영향이 적은 측면으로 약을 처방해달라고 요청하는 것이 필요하다. 주의할 점은 혼자만의 판단으로 약물 복용을 중단하여서는 안 된다는 것이다. 또 다른 점은 뇌졸중 후유증(편마비, 실어증, 인지장애 등)으로 인하여 성욕의 감소, 성관계 횟수 감소, 발기부전, 오르가즘 문제 등이 있을 수 있다는 것이다.

뇌졸중 환자의 성관계는 정해진 것은 없다. 환자 본인이 스스로 판단하였을 때 진행해도 괜찮다는 생각이 들 때 진행하면 좋다. 앞서 말한 것처럼 고혈압, 심장질환 등이 있는 경우에는 해당 문제들에 대하여 개선하고 진행하거나 비상 상황을 대비한 상태에서 진행하는 것이 좋다. 성관계를 할 때는 편마비가 있는 신체 부위에 상대방의 체중이 실려 부담이 가해지지 않게 주의하여야 한다.

만약, 뇌졸중 후유증으로 인하여 신체 감각에 문제가 있는 경우에는 상대방의 애무 행위가 통증으로 느껴질 수 있어서 상대방과 긴밀한 대화가 필요하다. 대화가 필요한 부분은 단순히 쾌락을 위해서만은 아니다. 성관계를 한다는 것은 상대방과 신체적, 정서적으로 교감을 나누는 행위이고, 대화도 마찬가지로 상대방과 교감을 나누는 행위이자 성관계를 더욱 잘되도록 하는 행위이기 때문이다.

대화의 중요성이 크기 때문에 관련된 이론을 하나 소개하려 한다. 미국 코넬대학의 쥬디 브라우넬 교수는 효과적인 의사소통을 위하여 상대방의 이야기에 경청하는 것을 강조하며 HURIER 모델을 제시하였다. H-R-I-E-R이라는 두 문자 그대로 듣기(Hearing), 이해하기(Understanding), 기억하기(Remembering), 해석하기(Interpreting), 평가하기(Evaluation), 반응하기(Responding)이다.

즉, 상대방의 말에 경청하고, 상대방이 전달한 이야기를 이해하려고 노력하고, 상대방의 이야기를 기억하고, 상대방의 이야기를 종합적으로 해석하고, 상대방의 이야기를 섣불리 평가하여 오해하지 않게 심사숙고하고, 상대방의 이야기에 반응하라는 것이다. 대화 이외에도 성관계에 도움이 되는 것들은 자기관리(위생, 꾸미기), 성관계를 맺기 전 전희를 충분히 즐기기, 로맨틱한 분위기 연출 등이 있다.

우선 낙상은 의도치 않게 넘어지는 것을 의미한다. 낙상은 뇌출혈을 유발할 수 있고, 엉덩관절 등 관절이 골절될 수 있으며, 두려움을 만들어 심리적 위축을 유발하기 때문에 발생하면 안 되는 위험이다. 그러나, 뇌졸중 환자의 대부분은 낙상을 경험하게 된다. 2명 중의 1명은 낙상을 경험하기도 한다. 주로 낙상을 경험하는 장소는 자택이 가장 많고, 일상생활을 하던 중에 발생하는 경우가 가장 많다.

뇌졸중 환자에게 낙상을 유발하는 요인들은 과한 약물 복용, 바닥이 미끄러운 경우, 바닥에 물건(장애물)이 널브러져 있는 경우, 안전 손잡이가 없는 계단을 오르내리는 경우, 높은 선반에 물건을 꺼내려는 경우, 욕실 바닥에 물기가 있는 경우, 자다 일어나서 곧바로 움직이려는 경우, 헐거운 신발이나 슬리퍼를 착용한 경우, 문턱이 높은 경우, 집 안이 어두운 경우 등이다.

낙상을 예방하기 위해서는 위와 같은 낙상을 유발하는 요인에 대비하는 것이 필요하다. 안전 손잡이를 설치하고, 정리 정돈을 잘하고, 욕실 바닥이 미끄럽지 않게 매트를 깔거나 물기를 상시로 제거하고, 문턱에 걸리지 않도록 경사로를 설치하고, 아침에 일어나서 바로 움직이지 않고 스트레칭을 한 이후 일어나는 등 조치를 해야 한다. 이는 가정환경 수정과도 긴밀한 관계를 맺는다.

뇌졸중 장애인이 대중교통을 이용할 때 혜택이 있거나 다른 이동 수단이 있다는데 그게 무엇인가요?

우선 대중교통을 먼저 살펴보면, 버스는 비용에 대한 지원은 없고 휠체어를 탄 경우에는 저상버스를 이용해야 하는 불편함이 있다. 지하철은 비용이 무료이고 출퇴근 시간을 제외하면 이용하기 편리하다. 기차는 장애인 복지 카드를 제시하는 경우 30~50% 비용 지원이 있으나 등록 장애인이어야 한다. 비행기도 마찬가지로 장애인 복지 카드를 제시하는 경우 국내선 기준으로 30~50% 비용 지원이 있지만 등록 장애인이어야 한다.

대중교통이 아닌 것은 장애인 콜택시로 중증 보행장애인, 휠체어를 이용하는 시각 또는 신장 장애인, 정신적 장애인, 장애인등급제(1급~6급) 폐지(2019년 7월 1일), 일시적 장애가 있는 자 중 3차 의료기관(상급종합병원)의 전문의 진단서를 제출한 자가 이용할 수 있다. 비용은 일반 택시요금의 40~70% 수준이고 콜센터에 전화하여 장애인 콜택시를 부를 수 있다.

장애인 셔틀버스는 등록 장애인이어야 이용할 수 있고 비용은 무료이다. 장애인복지관, 지하철역, 해당 지역에 있는 주요 기관을 순환한다. 이 외에도 장애인 이동봉사라고 하여 이동을 함에 있어 봉사 차원에서 접근하는 때도 있지만 상시로 운영되는 내용은 아니다.

뇌졸중 환자는 아프기 이전에 비해 신체적인 제약이나 인지적 장애가 있을 수 있다. 따라서 별도의 운전 교육이 필요하다. 이러한 운전 교육은 국립재활원에서 가능하다. 국가 차원에서 신체 기능 장애에 적합한 운전 교육 차량과 수어로 교육 가능한 전문 강사가 뇌졸중 환자 거주지 인근 운전 면허시험장에 방문하여 교육을 시행한다.

이러한 혜택을 신청할 수 있는 사람은 지체장애인, 뇌병변장애인, 청각장애인이고, 운전면허를 소지한 사람은 장애로 변화된 신체 기능으로 운전할 수 있도록 관련 교육을 진행하고, 운전면허가 없는 사람은 관련 교육을 통해 운전면허를 취득할 수 있도록 지원한다. 교육비용은 무료이지만 운전면허 취득과 관련된 수수료는 개인 부담이다. 이와 관련된 상담은 02-901-1553으로 전화하거나 카카오톡 검색으로 국립재활원장애인 운전지원을 검색해 보면 상담을 받을 수 있다.

질문 11 ◖ **뇌졸중으로 장애인 등록을 한 환자입니다. 취업하려고 하는데 알아볼 곳이 있을까요?**

    뇌졸중으로 생긴 장애로 장애인을 등록한 환자가 취업하려는 경우, 다음과 같은 기관에서 상담을 받을 수 있다. ①한국장애인고용공단(전국, 1588-1519), ②한국장애인고용안정협회(전국, 02-754-3874), ③장애인종합복지관(전국, 02-3481-1291), ④장애인 취업 지원센터(전국), ⑤장애인 일자리 지원센터(서울 등, 1588-1954), ⑥장애인채용박람회(전국)다.

　뇌졸중 장애인이 직업훈련을 받으려는 경우 다음과 같은 기관에서 훈련을 받을 수 있다.

　①한국장애인고용공단 직업능력개발원은 일산, 부산, 대구, 대전, 전남에 자리 잡고 있으며, 컴퓨터, 디자인, 전자, 인쇄출판, 의상 등 열 개의 훈련 과정이 있다. 훈련기간은 1개월~2년으로 다양하게 진행된다. 훈련비용은 무료이고 특이 사항은 등록 장애인이어야 하며 합숙 훈련을 한다는 점이다. 문의 사항은 031-728-7326으로 전화하면 된다.

　②한국 장애인고용공단 장애인 전용 직업훈련센터는 서울 중구에서 받을 수 있다. 소프트웨어 개발, 전자, 기계, 게임 등 훈련을 받을 수 있다. 훈련기간은 1개월~1년으로 다양하게 진행된다. 훈련비용은 무료이고 특이 사항으로 등록 장애인이어야 하며 통원 훈련으로 진행된다는 점이다. 문의 사항은 02-2262-0931로 전화하면 된다.

　③한국폴리텍대학은 서울정수센터 등 전국 29개의 지소에서 받을 수 있다. 정보통신, 디자인, 조리, 자동차 등 20여 개의 훈련 과정이 있다. 훈련기간은 4개월~1년으로 다양하게 진행되며 훈련비용은 무료이고 특이 사항으로 장애인, 비장애인 모두 훈련을 받을 수 있지만, 장애인을 우선 선발한다는 점과 합숙 훈련을 진행한다는 점이다. 문의 사항은 032-650-6780으로 전화하면 된다.

　④대한상공회의소 인력개발원은 서울, 인천, 경기, 전남 광주, 부산, 전

북, 충남 등 9개의 지소에서 받을 수 있다. 훈련 과정은 정보통신 등 13개의 과정이 있고, 훈련기간은 3개월~1년으로 다양하게 진행된다. 훈련비용은 무료이고 특이 사항으로 만 15세 이상이면 누구나 받을 수 있으며 기숙사 운영을 하고 있다는 점이다. 문의 사항은 02-6050-3914로 전화하면 된다.

　뇌졸중 환자도 뇌졸중 상태에 따라 다르겠지만 여러 취미활동을 즐길 수 있다. 스포츠 측면에서는 배드민턴, 파크골프, 게이트볼, 각종 걷기 행사 등이 있다. 배드민턴은 익숙할 것으로 생각되므로 설명을 생략하고, 파크골프는 공원, 녹지 공간 등에서 골프를 즐길 수 있도록 만든 게임으로 장애인도 쉽게 즐길 수 있다.

　게이트볼은 막대기 모양의 채로 공을 쳐서 게이트를 통과시키는 게임이다. 역시 장애인도 쉽게 즐길 수 있다. 위 두 스포츠는 쉽게 접근할 수 있으면서 신체적, 정신적 건강을 증진할 수 있는 것과 동시에 잠시 내려놓았던 승부욕도 자극이 되어 재활에도 분명 도움이 될 것이다. 각종 걷기 행사는 하천 등을 따라 다 같이 걷는 지자체, 단체의 작은 행사인데 다 같이 걷는다는 측면에서 외로움을 떨치며 재활도 하고 건강도 찾을 수 있는 행사다.

　관련 기관은 전국 파크골프 연합회(070-7443-7330), 전국게이트볼연합회(031-296-2280), 대한장애인체육회(1577-1000), 생활체육 정보센터(043-713-8800)가 있다.

　장애인을 위한 여행도 있다. 캠핑, 국내 여행, 해외여행 등을 즐기며 일상생활의 연속적인 무료함을 내려놓고 새로운 풍경과 새로운 환경에 놓이며 뇌에 자극을 주어 신경 가소성을 증진할 수 있을 거란 생각도 든다.

관련 기관은 국내 및 해외여행, 캠프를 주로 하는 초록 여행(1670-4943), 장애인 가족여행 및 신혼여행을 주로 하는 휠체어 투어(02-736-7047), 장애인 여행 및 신혼여행, 해외어학연수를 주로 하는 나눔 여행(02-599-5411), 장애인 가족여행 및 신혼여행을 하는 곰 투어(02-6383-1009), 제주도 전문인 엘 린 투어(064-752-0068), 저소득자인 장애인을 위한 돌봄 여행(070-7005-8880), 대구시에 거주하는 저소득자인 장애인을 위한 대구 돌봄 여행(www.돌봄여행.com), 장애인 해외여행을 지원하는 한 벗 재단(02-702-1515) 등이 있다.

캠핑을 자체적으로 가려는 경우에는 제한이 많을 수 있다. 예를 들어, 글램핑 텐트에 경사로가 없어 혼자서 들어가기 어려운 경우, 휠체어를 타고 있는데 잔디밭인 경우, 장애인 전용 화장실과 세면대가 없는 경우, 취사장 및 화장실이 텐트와 거리가 먼 경우이다.

모든 사람은 하루 7~8시간 정도 적절하게 잠을 자야 한다. 특히 뇌졸중 환자는 재활, 회복 측면에 있어 수면 관리가 매우 중요하다. 신경 가소성을 증가시키기는 측면에서 중요한 점도 있지만 올바르지 않은 수면은 고혈압과 당뇨를 악화시키고 뇌졸중 재발률을 높이기 때문에 관리가 중요한 것이다.

뇌졸중 환자가 수면장애가 생기는 주요한 원인은 뇌 부위가 손상된 것도 있지만 환경적인 요인, 심리적인 요인, 약물 부작용 등의 원인도 한몫한다. 수면장애가 생긴 이후에 수면제를 복용하고 싶다면 반드시 주치의와 상의하여야 한다. 뇌졸중 회복에 악영향을 미칠 수 있기 때문이다. 이때 수면장애는 수면 무호흡증, 불면증, 과다 수면증(수면이 과다하고 낮 동안 피로가 심한 것), 이상 행동증(잠을 자는 동안 편마비의 다리나 팔이 떨리거나 움직이는 증상)이 있다.

뇌졸중 환자의 수면장애 관리는 어떻게 해야 할까. 우선 일반적으로 낮 동안 햇빛을 쐬고 규칙적인 운동을 하는 것이 좋다. 낮잠도 피하는 것이 좋다. 잠들기 4시간 전부터는 물과 음식을 과다하게 먹지 않도록 해야 한다. 커피 같은 카페인 음료는 오전에만 마시도록 하고 점심 이후부터는 피하도록 하자. 술과 담배는 피하는 것이 좋고, 저녁 3~4시간 전에는 과한 유산소, 무산소 운동은 피하는 것이 좋다. 침대에 누워 잠자리에 들려고 하는 때에는 핸드폰을 멀리해야 한다. 특히 백색광은 수면에 드는 것 자체를 방해하기 때문에 백색광보다는 따뜻한 색의 조명을 켜는 것이 좋다.

위와 같은 행동요법 등에도 불구하고 개선되지 않을 때는 전문의와 상담하는 것이 필요하다.

뇌졸중 환자에게 필요한 식사 관리, 영양 관리는 무엇이 있을까요?

뇌졸중 환자가 식사, 영양 관리를 할 때 주의할 점, 챙겨야 할 점은 무엇이 있을까. 우선 '주의할 점'이다.

①음식을 싱겁게 먹어야 한다. 음식을 짜게 먹는 경우 혈압이 높았던 사람은 혈압이 더 높아질 수 있으므로 고혈압이 있는 사람은 음식을 싱겁게 먹어야 한다.

②지방 섭취를 줄여야 한다. 콜레스테롤과 포화지방산은 오랜 기간 섭취하였을 때 혈중 콜레스테롤 수치를 증가시킬 수 있으므로 주의해야 한다.

③섬유소가 많이 들어 있는 채소와 과일을 섭취해야 한다. 섬유소는 수용성 섬유소, 불용성 섬유소를 의미하는데 혈중 콜레스테롤 수치를 낮춰주고 대장에 순 영향을 미쳐 배변 활동 개선에 도움을 주기 때문이다.

'챙겨 할 점'은 ①싱겁게 먹는 생활 습관과 관련하여 소금, 간장, 된장, 고추장을 줄이고 화학조미료는 피해야 한다. 김치, 장아찌, 젓갈류는 피한다. 가공식품(소시지, 햄, 런천미트, 베이컨, 라면, 냉동식품, 통조림 등)에는 염분이 상당히 많이 들어 있어서 피해야 한다. 만일 가공식품을 먹고자 할 때는 끓는 물에 데쳐서 먹으면 염분을 줄인 상태로 먹을 수 있다. 싱겁게 먹는 생활 습관을 위하여 향신료(후추, 마늘, 양파, 카레 가루 등)를 사용하여 싱거움을 대체하고, 깻잎, 파, 두릅, 달래 등 향이 좋은 채소를 같이 섭취하는 것도 좋다. 육식할 때도 조림보다는 구이류가 낫다. 동물성

기름보다는 식물성 기름(참기름, 식용유 등)을 사용하는 것이 좋다.

②혈중 콜레스테롤 수치를 낮추기 위해서는 콜레스테롤이 많은 음식을 피해야 한다. 달걀노른자, 소고기, 돼지고기, 소고기 등 육류의 기름, 오징어, 새우, 장어, 문어 등 해산물, 베이컨, 소시지 등 가공식품, 초콜릿, 치즈, 우유다. 반대로 불포화지방산이 많은 음식은 혈중 콜레스테롤 수치를 감소시킨다. 등 푸른 생선, 두부, 오리고기, 옥수수기름, 콩기름, 들기름, 참기름, 올리브기름 등이다.

③채소나 과일류는 칼륨이 많아 우리 신체 내부에 있는 염분(나트륨)을 신체 외부로 내보낼 수 있어 염분으로 발생하는 문제에 대응할 수 있다. 다만 과다하게 섭취하는 경우 문제가 발생할 수 있으므로 주치의와 상담하는 것이 필요하다.

미국 뇌졸중 학회에서는 채소와 과일을 충분히 섭취할 것, 식이 섬유질이 풍부한 전곡류(정제되지 않은 곡물로서 현미, 보리, 귀리, 콩, 팥 등)를 섭취할 것, 일주일에 2회 이상 등 푸른 생선을 섭취할 것, 콜레스테롤, 포화지방산, 트랜스지방산이 많이 함유된 음식은 피할 것, 마가린 사용을 자제할 것, 살코기를 선별하여 섭취할 것, 유제품을 먹으려는 경우 저지방을 고를 것, 당분이 많은 음료는 피할 것, 짜지 않게 음식을 먹을 것, 술을 마셔야만 하는 경우 하루 1컵으로 제한을 둘 것, 외식을 자제하고 하더라도 적합한 메뉴를 고를 것, 튀김류 및 볶음류를 피할 것, 제품을 고를 때에는 포장지에 기재된 영양 정보를 보고 적합한 영양을 섭취할 것이다.

　뇌졸중 환자도 흡연, 음주해도 괜찮을까. 답은 당연히 '아니'다. 담배는 니코틴, 타르, 일산화탄소, 비소, 벤젠 등 수십 가지 유해인자로 구성되어 있다. 특히 니코틴은 말초혈관을 수축시켜 혈압을 높이고 콜레스테롤을 증가시킨다. 취하면 취할수록 몸을 더 안 좋게 만드는 반면에, 금연을 하면 혈중 산소농도, 이산화탄소 농도의 정상화, 심장마비 위험 감소, 혈액순환 및 폐 기능의 개선 등 좋은 영향만 있어서 금연을 하는 것이 필요하다.

　음주 역시 심혈관 질환의 위험을 높이기 때문에 금주를 해야 한다. 술을 매일 한 잔 이상 마시면 뇌졸중에 걸릴 위험이 20% 이상 높아진다는 연구 결과도 있는 만큼 음주 역시 피해야 하는 위험인자다. 특히 적은 음주는 뇌졸중 예방에 도움이 된다는 낭설이 있는 만큼 잘못 알려진 상식으로 인하여 뇌졸중 재발이라는 큰 위험을 경험하지 않아야 한다.

뇌졸중 환자입니다. 공부를 하고 싶은데 언제부터 다시 공부할 수 있을까요?

　환자마다 회복의 시기는 매우 다르다. 보통은 뇌졸중 6개월 후부터 일상적인 공부도 가능하다는 경험담도 있다. 뇌졸중으로 인하여 집중력이 이전과 다르지만, 끈기와 노력으로 대학원을 가거나 취업을 다시 하거나 공무원이 되거나 자격증을 취득한 사례가 분명히 있음을 전달하고자 한다. 뇌졸중을 이유로 '공부를 하기 어렵다.', '핸디캡이 있다.'라는 인식보다 그걸 해낸 사람들의 성공 사례를 더 탐구해 보는 것이 필요하다고 생각한다.

3부

환자와 가족이
반드시 알아야 하는 심리

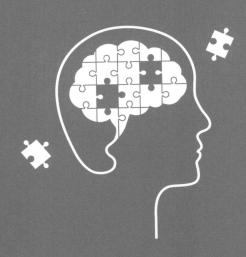

뇌졸중을 단순히 신체적 장애를 초래하는 질환으로 보기도 하지만, 실은 그보다 복합적인 병이다. 신체적 변화뿐만 아니라 심리적, 정서적 변화와 가족 전체의 삶과 가족 관계에 많은 영향을 미치는 복합적인 변화를 동반한다. 이 과정에서 뇌졸중 환자와 가족이 함께 변화에 발맞춰 새로운 삶의 균형을 찾아야 한다. 삶의 균형을 찾아갈 때 도움이 될 조직 행동론의 내용을 일부 소개하며 환자와 보호자, 의료진의 심리적 요소를 이해하고 기나긴 재활·치료의 도움이 되었으면 한다.

　이번 주제에 들어가기에 앞서 조직 행동론이 필요한 이유에 대해서 간략히 안내하고자 한다. 조직 행동론은 일반적으로 직장이나 팀과 같은 조직안에서 인간의 행동을 이해하고 개선하기 위한 학문이다. 비단 조직뿐만 아니라 가족이라는 작은 조직에도 같게 적용될 수 있다.

　뇌졸중 환자는 갑작스러운 신체적 변화와 함께 우울, 좌절, 무기력함 같은 정서적인 문제를 겪게 되는데, 이때 조직 행동론의 지각, 태도, 동기부여 분야를 이해하면 보호자와 환자가 더욱 효과적으로 의사소통하며 재활치료의 활력을 찾을 수 있다. 또한, 뇌졸중에 대한 재활·치료는 단순한 치료 행위가 아닌 뇌졸중 환자의 새로운 삶의 일부가 되기 때문에 그 삶을 학습하고 적응하고 발전하는 과정이 필요하다. 이때 조직 행동론의 내용이 지속적인 노력을 유지할 수 있는 기반이 될 것이다.

앞으로 소개할 내용은 '지각'(세상을 인식하는 방식에 대한 이해), '성격'(개인의 고유한 특성에 대한 이해), '태도'(특정 대상에 대하여 반응하려는 자세에 대한 이해), '동기부여'(목표를 향한 추진력에 대한 이해), '학습'(새로운 기술과 적응에 대한 이해)을 중심으로 소개하고자 한다. 단순한 학문적 이해를 넘어 삶에 적용을 잘한다면, 뇌졸중 환자와 가족 모두가 각자의 역할을 더 잘 이해하고 수행하여 뇌졸중을 극복하는 밑거름이 될 것이라 믿는다.

1. 지각(perception)에 관하여

(1) 지각이란 무엇인가

지각이란 개인이 속해 있는 여러 환경에서 오는 자극을 선택하고 조직화하고 해석하는 총체적인 심리적 과정이다. 지각에 대해 이해를 해야 하는 이유는 한 사람(개인)은 어떤 자극을 마주하였을 때 사실 그 자체가 아니라 사실에 대한 지각(지각된 세계)에 기초를 두고 행동을 하기 때문이다. 즉, 어떤 사실(fact)이 아니라 사실에 대한 지각(perception)을 기반으로 행동을 한다는 것이다. 따라서 지각된 세계와 실제 세계 간에는 차이가 있다는 것을 인식하고 잘못된 행동을 하지 않도록 적절한 조치를 하는 것이 중요한 것이다.

(2) 지각에 영향을 미치는 요소는 무엇인가

지각에 영향을 미치는 요소들은 지각을 형성하기도 하고 왜곡하기도 한다. 지각하는 사람(지각자, perceiver), 지각의 대상(target), 지각이 형성되는 상황(situation)으로 구분하여 볼 수 있다.

한 개인이 한 대상을 보고 해석하려 할 때 지각자(perceiver)와 관련된 요소는 개인적 특성인 개인의 욕구, 성격, 과거 경험, 동기부여 등과 관련된다.

지각 대상(target)과 관련된 요소는 '무엇이 지각되는지'와 관련된다. 우리는 보통 지각 대상만을 따로 구별해서 바라보지 않기 때문에 지각 대상과 주변의 관계가 우리의 지각에 영향을 준다. 지각 대상을 더욱 잘 지각되도록 만드는 요소는 지각 대상의 크기(클수록), 강도(강할수록), 대비(외부 환경과 대조될수록), 반복(반복될수록), 동작(움직이는 대상일수록)이다.

상황(situation)과 관련된 요소는 사물이나 사건을 보는 시간, 위치, 빛, 열, 사회적 요소다. 사회적 요소의 예로는 12월 31일 밤과 6월 5일의 밤은 새해를 맞이하는지, 그저 다음 날이 오는지에 대한 지각(perception) 차이를 가져다주는 것을 들 수 있다.

(3) 지각과 관련된 이론: 귀인이론

지각과 관련된 이론은 여러 내용이 있지만, 그중에서도 귀인이론(attribution theory)을 소개하려 한다.

귀인(attribution)이라는 단어가 낯설 수 있다. 귀인은 다른 사람이 행한 행동의 원인을 추측하려는 것을 의미한다. 어떤 행동에 대한 원인은 대부분 개인의 심리를 기반으로 하므로 직접 관찰할 수 없어서 추측하려는 것이고, 이 추측은 개인(지각자, perceiver)의 지각된 세계에 기초한다.

귀인이론은 자신 또는 타인의 행동 원인을 외적 요인(날씨, 다른 사람, 다른 제도 등) 또는 내적 요인(나의 성격, 나의 책임 등)으로 추측하는 과정에 대한 이론이다. 귀인이론이 중요한 이유는 귀인의 결과가 추후 행동에 직접적인 영향을 미치기 때문이다. 예를 들어, '나의 회복 속도가 느린 이유는 이 병원의 재활 제도가 나에게 맞지 않기 때문이야.'라고 귀인을 하게 되면, 다른 재활 전문 병원으로 전원을 하게 되는 행동을 하게 될 것이다.

귀인에 영향을 미치는 요소는 원인의 소재, 안정성, 통제 가능성이다. ①원인의 소재는 어떤 일의 성공이나 실패에 대한 책임이 개인이라는 내적 요인인지, 외적 요인인지에 대한 것이다. ②안정성은 어떤 일의 원인이 안정적(고정적)인지 변화할 수 있는지에 대한 것이다. 예컨대, 재활 속도가 느린 것은 나의 나이가 많아서인지(안정적), 오늘 컨디션이 나쁘기 때문인지(변화 가능)에 따라 귀인이 달라진다는 것이다. ③통제 가능성은 어떤 일의 원인이 한 개인의 의지에 따라 통제할 수 있는지, 통제할 수 없는지에 대한 것이다. 예컨대, 뇌졸중 극복이 나의 의지에 달려 있는지(통제 가능), 내가 어찌할 수 없는 재앙인지(통제 불가능)에 따라 귀인이 달라진다는 것이다.

귀인이론이 뇌졸중 환자와 가족에게 중요한 이유는 환자의 심리적 안정과 회복에 도움을 주고, 가족도 그들의 역할을 더 이해하는 데 도움을 주며 스트레스를 감소시키기 때문이다. 또한 환자와 가족 모두의 긍정적인 행동을 변화하도록 유도할 수 있다.

예를 들어, 뇌졸중으로 인한 신체적 변화로 우울, 무기력증이 동반된 환자가 있고, 그 환자를 바라보는 가족이 환자의 상태에 대한 원인을 자신의 책임으로 귀인 하게 되는 경우, 환자와 가족 모두에게 부정적인 영향을 미치고 그 결과도 동반할 것이다. 이때, 환자와 가족이 그 상황을 외적 요인으로 귀인 하여 상황을 재구성하고 변화 가능한 부분, 통제 가능한 부분에 초점을 맞추면 잘못된 귀인으로 인한 정서적 불안감을 해소하고 동기부여를 유발할 수 있을 것이다.

(4) 지각 오류(perception errors)가 있음을 주의해야 한다

지각은 자극을 선택하고 조직화하고 해석하는 종합적인 심리 과정이다. 지각 오류는 한 개인이 정보를 해석하고 판단하는 과정에서 발생하는 왜곡된 사고를 의미한다.

지각 오류는 뇌졸중 환자, 가족, 의료진과의 갈등을 초래할 수 있는 점, 환자와 가족의 자존감과 심리적 안정성을 훼손할 수 있는 점, 재활·치료 과정에서 잘못된 의사결정을 할 수 있는 점을 유발할 수 있다. 지각 오류가 발생할 수 있다는 점을 인식하는 것 자체가 어떠한 사실에 대한 객관적인 관점을 증대하기 때문에 재활·치료 과정에서 큰 도움을 줄 것이다.

고정관념(stereotyping)은 지각 대상에 대한 차이점은 무시한 채 특정한 사람 또는 집단에 대해 지각자(perceiver)가 가진 기존 생각, 감정(지각된 세계)에 따라 지각 대상을 지각하는 것이다.

근본적 귀인 오류(FAE)는 지각자가 타인의 행동을 판단할 때 외적 요인에 대한 영향을 과소평가하고 내적 요인에 대한 영향을 과대평가하는 것이다. 예컨대, 뇌졸중 환자가 어떤 병원의 재활 시스템을 평가할 때 그 병원에 닥친 사회적 문제(의료진 파업, 건강보험 제도)보다는 병원 자체의 문제(경영 능력)를 더 높게 평가하여 지각하는 것이다.

초두 효과(primacy effect)는 어떤 정보가 연달아 제시될 때 가장 먼저 제시된 정보가 더 큰 영향력을 가지는 것이다. 재활·치료 관련 정보가 주어질 때 객관적으로 다른 정보가 더 그 환자에게 적합한데도 처음 주어진 정보로만 재활 · 치료를 하는 것과 같은 현상이다.

지각 방어(perceptual defense)는 지각자가 개인적으로 불쾌하거나 위협적인 자극, 상황이 주어질 때 지각을 회피하거나 왜곡함으로써 자신을 방어하려는 경향을 의미한다. 특히 지각 방어는 고정관념이 있는 문제와 결합할 때 더 큰 지각 오류를 동반한다.

통제의 환상(illusion of control)은 지각자가 실제로 통제할 수 없는 상황에서 자신이 통제력을 가지고 있다고 믿는 심리적 오류다. 예컨대, 특정한 운동이나 식단만 따르면 질병을 완전히 해결할 수 있다고 믿는 것이다. 통제의 환상은 긍정적인 마음, 목표를 향한 동기부여를 높이는 긍정적인 측면이 있다. 다만 의학적, 과학적 근거가 부족한 의사결정을 하였을 때는 잘못된 결과를 가져올 수 있으므로 부정적인 측면도 있다.

(5) 지각 오류를 감소할 방안은 무엇이 있을까

노벨 경제학상을 수상한 사이먼(H.Simon)의 제한된 합리성 이론(bounded rationality theory)을 적용할 수 있다. 사이먼은 사람은 기본적으로 합리성이 제한되어 있어서 주어진 정보와 능력의 제한 속에서 기준을 세워 이를 만족하는 선택을 하게 된다고 한다. 이러한 점을 인지하고, 환자 자신의 재활 상태에 대하여 감정이나 첫인상(초두 효과)에 의존하지 않고 객관적인 자료(의학, 재활, 치료 등)에 근거한 판단을 하도록 하는 것이다.

또한, 뇌졸중 환자, 가족 개개인이 스스로 완전한 사람이 아니라 고정관념, 초두 효과 등 지각 오류를 겪을 수 있다는 것을 받아들이고, 지각이 이루어지는 과정(선택 → 조직화 → 해석)을 객관적으로 분석하면서 지각 오류가 발생하지는 않았는지 판단해 보는 것이 필요하다.

2. 태도(attitude)에 관하여

(1) 조직 행동론에서 태도란 무엇인가

태도는 특정 사람, 사물, 사건에 대해서 긍정적이거나 부정적인 방식으로 반응하려는 자세를 의미한다. 태도에는 외부환경과의 상호작용을 통해 후천적으로 학습하여 변할 수 있는 특성이 있다. 태도는 지각(perception)을 통해 만들어지고 행동으로 표현되기 때문에 어떤 한 개인의 행동은 지각-태도-행동이라는 단계를 통해 나타난 것으로 볼 수 있다. 이렇게 보면 마가렛 대처의 명언이 떠오른다. '생각을 조심하라, 말이 된다. 말을 조심하라, 행동이 된다. 행동을 조심하라, 습관이 된다. 습관을 조심하라, 성격이 된다. 성격을 조심하라, 운명이 된다. 우리는 생각하는 대로 된다.'

(2) 태도의 구성요소는 무엇인가

태도는 인지적 요소, 정서적 요소, 행동적 요소로 구성되어 있다. 이 세 가지 요소는 밀접한 관련 속에서 복합적으로 작용한다.

①인지적 요소는 특정 대상에 대한 믿음이나 생각, 정보로 구성된다. 이때 특정 대상에 대한 사실(fact) 여부보다는 개인의 생각이나 믿음이 더

중요하다. 예를 들어, '이 병원의 재활 시스템은 뇌졸중 환자를 위해 좋은 시스템이야'라고 생각하는 것이다.

②정서적 요소는 특정 대상에 대하여 느끼는 감정적인 반응으로 긍정적 반응, 부정적 반응, 중립적인 반응을 포함한다. 예를 들어, '이 병원에서 재활하면 내가 더 나아지는 기분이 들어서 좋다'라고 느끼는 것이다.

③행동적 요소는 특정 대상에 대하여 어떤 방식으로 행동하려는 의도를 의미한다. 태도가 행동으로 이어지는 경향을 보여준다. 예를 들어 '이 병원에 남아서 계속 재활해야겠다'라는 의도를 형성하는 것이다.

종합하면, '이 병원의 재활 시스템은 뇌졸중 환자를 위한 좋은 시스템을 갖추고 있고, 나 또한 이 병원에서 재활하면 나아지는 기분이 들기 때문에 이 병원에 남아서 계속 재활해야겠다'라는 요소들로 인해 그 병원에 대한 긍정적인 태도를 형성하는 것이다.

(3) 태도의 기능은 무엇이 있는가

다니엘 카츠(Daniel Katz)는 태도의 4가지 기능을 제시하였다. ①적응적 기능으로 바람직한 목표에 이르는 방법이나 바람직하지 못한 결과를 회피하는 수단으로서 기능을 갖춤으로써 특정한 태도를 갖추는 이유는 적응에 도움이 된다는 것이다. ②자아 방어적 기능으로 태도가 개인의 불안, 두려움, 자존감의 손상 등으로부터 자신을 보호하는 데 기능한다는 것이다. 예를 들어 이솝우화의 신포도 이야기가 그러하다. ③가치표현 기능으로 태도는 자신의 가치관과 신념을 표현하는 수단으로 적용된다는 것이다. ④지식 기능으로 태도는 세상에 대한 이해와 예측 가능성을 제공하며 새로운 상황에 관한 판단의 기준이 된다는 것이다.

다니엘 카츠의 위 내용은 태도를 바꾸려면 그 태도가 충족하는 특정 기능(4가지)을 목표로 해야 한다고 제안한다. 예컨대, 뇌졸중 재활을 함에 있어 자아 방어적 기능과 지식 기능(의학 정보에 대한 탐구)을 활성화하는 것이다. 또 다른 예시로는 뇌졸중 환자가 환자들의 모임에 나가서 자신의 가치표현 기능(특정 주제에 대한 자기 생각과 신념을 표현하기)을 잘 표현할 수 있도록 태도를 변화시키는 것이다.

(4) 태도와 관련된 이론은 무엇이 있는가

태도 변화와 관련하여 행동주의 이론에 따르는 장(場)이론(field theory)을 설명하고자 한다. 행동주의 이론은 태도 변화는 자극과 반응이라는 원리에 따르는 학습을 통해 가능하다고 한다. 즉, 행동을 통해 나타나는 결과가 자신에게 이점이 있다면 그 방향으로 태도를 바꾼다는 것이다.

- 르윈(K.Lewin)의 장이론(field theory)

1) 장이라고 하는 것은 개인이 속해 있는 곳을 말하며 한 개인의 심리적 세계를 구성하는 내적 요인, 외적 요인을 모두 포함한다. 특히 장은 한 개인의 행동을 이끌거나 방해하는 힘(force)으로서 작용한다. 즉, 한 개인의 태도는 겉으로는 고정적으로 보여도 내부적으로는 어떤 행동을 할지, 말지에 대한 서로 어긋나는 힘이 균형을 이루면서 태도로 나타난다는 것이다.

따라서, 태도 변화를 이끌기 위해서는 균형을 이루고 있는 힘의 한 측면에 추진력을 더해서 바람직한 태도로 변화를 하는 것이 필요하다.

2) 장이론에서 행동에 대한 공식으로 'B = f(P, E)'로 풀이하였다(B 행동, P 개인, E 환경). 즉, 행동은 개인과 환경의 상호작용으로 나타나는 함수

임을 의미하는 것이다. 행동이라는 숫자가 바뀌기 위해서는 개인 또는 환경 어느 하나의 변화를 주어야 한다는 점이다.

3) 장이론의 적용 사례로서 2차 세계대전의 사례가 있다. 2차 세계대전 당시 미국에서는 고기와 같은 주요 식품이 군인들을 위한 군수물자로 우선 배정되면서, 민간인은 고기보다는 내장류와 같은 비선호 부위를 더 많이 소비해야 할 필요성이 있었다. 그러나, 내장류는 당시 미국인의 인식에서 저급한 음식으로 취급되었기 때문에 대부분 가정에서 내장류 소비를 거부는 문제가 발생하였다.

내장류에 대한 영양학적 이점에 대한 마케팅만으로는 인식을 바꾸기엔 역부족이었다. 이때 활용된 것이 K.Lewin의 장이론이다. 이 학자는 내장류에 대한 인식과 관련된 태도가 어디서 발생하는지 심리적인 장(field)을 분석하였다. 내장류에 대한 부정적인 힘으로는 '내장이 비위생적이라는 인식, 내장을 다루는 방법에 대한 지식 부족, 주변 사람들의 부정적인 의견' 등 다양하였으나, 이 부정적인 인식을 바꿀 추진력은 상대적으로 부족하였다.

이러한 인식을 바꾸기 위하여 K.Lewin은 심리적 장을 이끄는 사람들(준거집단[24])의 힘을 이용하였는데, ①주부들의 리더를 포섭하여 주부들을 초대해서 소규모로 토론을 진행하며 내장류로 요리를 시도해 본 사람이 자신의 긍정적인 경험을 공유하도록 장려하였다. ②내장을 쉽게 요리하는 방법과 비결을 제공하여 부정적인 힘(요리 방법에 대한 미숙함)을 감소하려는 시도였다. 다른 사례로는 삼성의 故 이건희 회장이 독일 프랑크푸르

---

24) 개인이 자기의 행위나 규범의 표준으로 삼는 집단

트에서 신경영을 선언하며 모든 것을 다 바꿔야 한다고 말한 사례도 있다.

결론적으로, 장이론은 단순한 정보 제공과 홍보로는 바꿀 수 없던 주부들의 태도를 바꾸는 데 성공하면서 내장류에 대한 소비가 증가하였고 미국인의 식습관을 변화하는 성공적인 사례로 남았다. 태도 변화와 그 변화된 태도로 인한 행동은 단순한 정보 제공이나 명령보다는 개인의 심리적 장(field) 내에서 억제력과 추진력을 조정하는 전략으로 작용한다. 그 전략의 일부로 집단 토론, 사회적 모델링(준거인물, 준거집단 등)을 통해 사람들의 지각과 태도를 바꾸고 행동 변화까지 이뤄질 수 있다는 점을 알 수 있다.

4) 장이론을 통한 태도 변화의 과정은 어떻게 될까.
태도 변화는 '해빙 → 변화 → 재동결'이라는 과정을 통하여 진행된다.
①'해빙'은 변화의 첫 단계로서 개인이나 집단이 태도 변화에 대해 준비하도록 하는 것이다. 어떤 관습이나 전통이라는 과거의 방식을 깨고 새로운 방식을 받아들이도록 하는 단계다.
②'변화'는 순응, 동일화, 내면화라는 과정을 통해 일어난다. '순응'은 변화가 필요한 그 개인이 다른 사람 혹은 집단의 호의적인 반응을 얻거나, 비호의적인 반응을 피하려고 다른 사람 혹은 집단의 영향력을 받아들일 때 발생한다. 태도 변화가 일어난 것은 아니고 단순히 행동만 일시적으로 바뀐 것으로 볼 수 있다.
③'동일화'는 그 개인이 다른 사람 혹은 집단과 관계를 맺는 것에 만족한 상태로 그들의 태도를 받아들여 자기 자신의 일부로 형성하여 태도 변화를 하는 것이다. 이런 동일화보다 더 큰 변화를 가져오는 '내면화'는 그 개인이 다른 사람 혹은 집단의 태도나 행동을 받아들이는 것이 자신의 가치

관과도 부합되고 만족감을 가져다주는 것이다. 태도 변화는 순응이 쉽고 빠르지만 오래 가지 않는다. 반면에 내면화는 어렵지만 태도 변화에 있어 가장 효과적인 방법이다.

변화가 이뤄지고 나면 그 바뀐 태도를 계속해서 유지하는 것이 필요한데, 이를 '재동결'이라고 한다. 태도 변화를 통해 습득한 지식, 행동이 그 개인의 성격이나 정서로 흡수하는 것이다. 재동결 과정에서 가장 중요한 것은 새로운 태도나 행동이 시간이 지남에 따라 사라지지 않도록 계속 유지할 수 있는 환경을 마련해야 한다.

뇌졸중 환자가 새로운 재활 운동을 받아들이지 않는 경우, 이러한 태도 변화를 억제하는 힘(두려움, 불편함)을 약화하고, 추진하는 힘(회복에 대한 목표, 긍정적인 사례)을 강화하는 방식으로 태도 변화를 이뤄내고 그로 인한 행동을 유도할 수 있을 것이다.

3. 동기부여(motivation)에 관하여

(1) 동기부여란 무엇인가

　동기부여란 목표를 달성하기 위한 한 개인 노력의 강도(얼마나 열심히 노력하는지), 방향성(목표와 부합한 노력을 하는지), 지속성(얼마나 유지될 수 있는지)을 설명하는 역동적인 힘의 집합이다. 동기부여는 성과를 향상하고, 목표를 달성하고, 창의적이고 혁신적인 행동을 촉진하고 만족감을 주기 때문에 중요하다.

(2) 동기부여에 대한 주요한 이론은 무엇이 있는가

　다양한 이론이 있지만, 자기효능감, 매슬로우의 욕구 단계 이론, 브롬의 기대 이론, 로크의 목표설정 이론에 관해 설명하고자 한다.

- 매슬로우(Maslow)의 욕구 단계 이론

　이 이론은 욕구 이론에 기반하는 것으로 인간의 행동은 쾌락주의적 관점에서 본능에 의한다고 본다. 매슬로우는 모든 인간은 5가지 욕구 단계가 존재한다고 가정하였는데, 생리적 욕구, 안전 욕구, 소속감 및 애정 욕구, 존경 욕구, 자아실현 욕구다.

①생리적 욕구는 식욕, 갈증, 휴식 등 육체적 필요에 의한 의식주 욕구를 의미하고, 이를 적용한다면 뇌졸중 환자의 적절한 영양 공급, 수분 섭취, 충분한 휴식을 적용할 수 있으며, 가족에게는 보호자의 충분한 수면과 영양을 통해 지치지 않도록 해야 한다.

②안전 욕구는 신체적, 정신적 위협으로부터 안전과 보호에 대한 욕구를 의미하고, 뇌졸중 환자의 낙상을 예방하도록 안전장치를 설치하고 재활과 치료에 있어 의료의 안정성, 심리적 안정성을 확보하도록 재활 전문 의료진과 지속적인 협력이 필요하며, 가족에게는 경제 측면에서 치료비와 재활 비용에 대한 준비와 불안감을 줄이도록 심리 상담 같은 조처를 할 수 있다.

③소속감 및 애정 욕구는 인간은 사회적 동물이라는 관점에서 집단에 속하고, 이성과 교제를 하는 등 애정, 소속감, 수용, 우정 등에 대한 욕구를 의미한다. 뇌졸중 환자에게는 뇌졸중 재활 모임, 동료 환자 모임 등 사회적 참여를 유도하고 가족과의 유대를 강화하도록 깊은 대화를 나누며 정서적 지지가 필요하다. 가족에게는 다른 보호자와의 경험을 공유하며 정서적 지지를 확보하고 환자를 중심으로 가족이 함께 협력하며 유대감을 강화할 수 있다.

④존경 욕구는 자아 존중감, 자율성, 지위, 인정에 대한 욕구를 의미한다. 뇌졸중 환자에게는 재활 과정에서 작은 목표를 설정하고 달성할 때 칭찬과 격려가 필요하다. 가능한 한 스스로 일상생활 동작을 수행함으로써 자립심을 높이고 재활로 인해 얻은 성과(걷기, 물건 잡기 등)를 기록하고 공유함으로써 존경 욕구를 충족하고, 가족에게는 보호자가 환자를 위해 기울인 노력을 칭찬하며 존중감을 제공하고 자존감을 높이는 것이 중요하다. 환자의 재활 시간 동안 뛰기, 걷기와 같은 유산소 운동을 하고 이를 보

호자의 모임에서 얘기하며 자존감을 높일 수 있다.

⑤자아실현 욕구는 성취에 대한 고차원적 욕구를 의미한다. 뇌졸중 환자에게는 환자가 재활 이후 이루고 싶은 것(취미활동, 여행 등)을 설정하고 미술치료, 음악치료, 글쓰기와 같은 자기표현의 기회를 제공할 수 있고 다시 취업을 할 수 있도록 도움을 줌으로써 자립적인 삶을 준비할 수 있으며, 가족에게는 보호자가 자신의 취미를 개발하거나 목표를 추구할 기회를 제공할 수 있다.

매슬로우의 욕구 단계 이론을 통해 뇌졸중 환자와 가족의 다양한 욕구를 체계적으로 이해하고, 재활 과정에서 신체적, 정신적, 사회적, 심리적 안정을 찾으며 뇌졸중 이후의 새로운 삶의 의미와 자아실현을 함께 찾기를 기대한다.

• 반두라(Bandura)의 자기효능감(self-efficacy)
이 이론은 특정 상황에서 특정 과업을 성공적으로 수행할 수 있다는 자신의 능력에 대한 믿음의 정도를 의미한다. 자존감(자아 존중감)은 자신이 사랑받을 만한 가치가 있는 소중한 존재이고 어떤 성과를 이루어낼 만한 유능한 사람이라는 일반적인 개념이고, 자기효능감은 특정 상황과 연결되는 것이기 때문에 차이가 있다.

자기효능감의 차원은 수준, 확신의 강도, 일반화의 정도에 따라 나눈다. '수준'은 개인이 도전하려는 과제의 난이도를 반영하는 것으로 쉬운 과제에 대한 자신감과 어려운 과제에 대한 자신감이 다를 수 있다. '확신의 강도'는 자기효능감의 신념이 얼마나 강한지를 나타내는 것으로 특정 목표를 달성할 수 있다는 믿음이 약하거나 강할 수 있다. '일반화의 정도'는 특정한 상황뿐만 아니라 다른 상황에서도 성공적으로 해낼 것이라는 믿음을 말하는 것으로 운동에 대한 자기효능감이 학습이나 직업 같은 다른 영역에도 영향을 미칠 수 있다.

반두라는 자기효능감의 뿌리로 성공 경험, 대리 경험, 사회적 설득, 정서적 및 생리적 상태 4가지를 제시한다. 이 4가지를 충족하면 자기효능감이 늘어나 재활·치료에 많은 도움을 줄 것이다.

①성공 경험은 어떤 일을 수행하면서 실패 경험이 있는 사람에 비해서 높은 수준의 자기효능감을 느끼는 경향을 갖게 한다. 작은 성공 경험은 자기효능감을 자극하기 때문에, 매일매일 사소한 목표를 두고 이를 이루면서 효능감을 높일 수 있다. 예컨대, 뇌졸중 환자가 재활 운동에서 작은 목표를 설정하고 달성하면서 자신감을 얻는 것이다.

②대리경험은 다른 사람이 과제를 성공적으로 수행하는 모습을 관찰하는 경험을 의미한다. 자신과 유사한 사람이 성공하는 모습을 보면 '나도 할 수 있다'라는 믿음이 생기는 것이다. 예컨대, 다른 뇌졸중 환자의 극복 사례를 관찰하면서 믿음과 동기부여를 얻는 것이다.

③사회적 설득은 타인(의료진, 뇌졸중을 극복한 사람, 가족)으로부터 뇌졸중 환자의 능력과 성공에 대하여 긍정적인 피드백을 주고 격려와 응원을 하는 것을 의미한다.

④정서적 및 생리적 상태는 한 개인이 특정 상황에서 경험하는 신체적, 정서적 상태를 의미한다. 과제를 앞두고 가슴이 두근거린다든지, 땀이 난다든지, 얼굴이 빨개진다든지, 편안하든지, 기쁘든지 하는 긍정적 반응, 부정적 반응을 포함한다. 예컨대, 재활 운동 전에 불안함을 느끼기 때문에

호흡법, 명상, 스트레칭을 통해 이완하여 긴장을 줄이는 것을 의미한다.

반두라의 자기효능감을 통해 재활·치료 과정에서 어려운 상황을 극복하고 목표를 달성하는 더 나은 성과를 이루시길 기대한다.

• 로크(Locke)의 목표설정 이론

이 이론은 명확하고 도전적인 목표가 동기부여를 강화하고 더 나은 성과를 이끈다는 이론이다. 목표의 난이도와 구체성에 의해 개인의 성과가 결정되며 인간이 합리적으로 행동하려 한다는 점을 전제로 한다.

목표설정 이론의 기본 모델은 목표의 속성, 목표설정 방법, 조절변수가 성과에 영향을 미친다는 것이다.

①목표의 속성은 난이도와 구체성이다. '난이도'는 이룰 수 있는 범위 내에서 어렵고 도전적인 목표일수록 달성할 성과가 높아진다. 그 이유는 난이도가 높을 때 더욱 긴장하게 되고 목표에 대한 몰입도가 높아지기 때문이다. '구체성'은 요구되는 목표 수준에 대한 명확한 정보를 의미한다. 목표의 양, 질, 마감 기한 측면의 구체성을 의미하는데, 피터 드러커의 목표에 의한 관리법(MBO)의 S.M.A.R.T 원칙을 적용할 수 있다. 즉, 목표는 구체적이어야 하고(Specific), 측정이 가능해야 하고(Measurable), 달성 가능한 수준이어야 하고(Achievable), 결과 지향적이어야 하고(Result-oriented), 마감 기한이 있어야 한다(Time-bounded).

②목표설정 방법은 목표를 달성할 사람인 뇌졸중 환자가 목표에 대한 수용의 정도가 영향을 미친다는 것이다. 즉, 목표를 설정하는 데 일방적으로 설정하는지, 함께 참여해서 설정하는지, 스스로 목표를 설정하는지에

따라 성과가 달라진다는 것인데, 이 중에서 스스로 목표를 설정할 때 과제(재활, 치료)에 더욱 몰입하게 되어 성과가 높아진다.

③조절변수는 상황을 의미하는 것으로 지원, 피드백, 보상이 있다. '지원'은 성과를 내기 위하여 지원(정보, 예산, 재활시설 등)이 적절하게 이루어질 때 성과가 높아지는 것이다. '피드백'은 목표 달성 과정에서 작업 수행에 대한 적절한 피드백이 이루어져야 성과가 높다는 것이다. 피드백을 통해 더 많은 정보를 확보하고, 기존의 목표를 상향하거나 하향하는 등 조정을 하고, 작업 방법(재활 방법)을 개선하는 행위가 이루어지기 때문이다. '보상'은 목표 달성에 따른 조건적 보상이 주어졌을 때 그렇지 않은 경우보다 성과가 높아진다는 것이다. 조건적 보상이란 행동에 따른 외적 결과를 지급하는 것으로 재활의 목표를 달성하였을 때 여행을 가는 등의 보상을 지급하는 것을 예시로 들 수 있다.

로크의 목표설정 이론과 피터 드러커의 목표에 의한 관리법을 함께 적용한다면, 오늘 하루 계단 10개 층 오르내리기를 할 때 보호자인 가족이 함께 운동하면서 목표 진행 상황을 기록하고, 목표를 달성하였을 때, 그 작은 성공을 축하하고 칭찬하며 성과를 나누는 것이다. 그리고 계단을 오르내리는 자세에 대하여 재활 전문 의료진과 상의하며 잘못된 자세를 개선하는 등 지원과 피드백을 받고, 개선된 자세로 더 높은 목표를 설정하여 이뤄나가며 동기부여를 유지하고 성과도 달성하는 예시를 들 수 있을 것이다.

이 부분은 재활의 극히 일부분에 대한 예시가 되겠지만 목표설정 이론을 통해 뇌졸중 환자와 가족이 재활 과정에서 명확하고 동기부여 된 목표를 설정하고 달성하는 좋은 기회가 되기를 기대한다.

에필로그

　이 책은 뇌졸중이라는 예기치 못한 도전에 직면한 환자와 보호자 여러분께 작은 등불이 되기를 바라는 마음으로 쓰였습니다.

　뇌졸중은 한순간에 우리의 삶을 바꿔놓을 수 있지만, 재활과 회복의 과정에서 우리는 몸뿐만 아니라 마음도 새롭게 성장할 수 있습니다. 중요한 것은 한 걸음 한 걸음 나아가는 의지입니다. 오늘은 비록 작은 발걸음일지라도, 꾸준히 걸어가다 보면 어느새 우리가 꿈꾸는 삶에 다가서 있을 것입니다.

　이 책에 담긴 의학적 정보, 산재 노하우, 재활 가이드, 복지혜택 정보, 그리고 다양한 사례들은 여러분의 여정에서 유용한 도구가 되기를 바랍니다. 하지만 무엇보다 중요한 것은 여러분 자신의 용기와 사랑입니다. 환자 여러분! 자신을 믿고 오늘도 한 걸음을 내디뎌보세요. 보호자 여러분! 사랑과 지지로 곁에 있는 존재만으로도 이미 큰 힘이 되고 있습니다.

　뇌졸중 극복은 끝이 아니라 새로운 삶의 시작입니다. 이 책을 읽고 함께 나누며, 여러분의 여정이 희망과 회복으로 가득 차기를 진심으로 기원합니다. 앞으로의 모든 날이 여러분에게 더 나은 삶의 기회와 행복으로 이어지기를 바랍니다. 감사합니다.

저자, 문성근 올림

참고 문헌

1. 김대현 등, (2023). 중증 뇌졸중 환자에서 급성기 병원의 집중재활치료의 효과. PHWR.

2. 김원석 등, (2020). 뇌졸중 환자의 퇴원 후 재활치료 현황 및 사회복귀에 대한 심층적 이해를 위한 기초 조사 : 중간 분석 주요 결과. 주간 건강과 질병 : 제13권 제42호, 3009-3026.

3. 질병관리청, (2024). 10년 새 심근경색 54.5%, 뇌졸중 9.5% 발생 증가.

4. 질병관리본부, (2018). 질병감시통계, 주간 건강과 질병 : 제11권 제52호, 1-17.

5. 김식현, (2008). 뇌가소성과 뇌졸중 재활. 대한고유수용성신경근촉진법학회 제6권 제2호, 39-50.

6. 강성현 등, (2018). 뇌졸중 환자의 재활분야 장기적 기능 수준 관련 요인에 대한 10년 추적조사, 주간 건강과 질병 제11권 제35호, 1152-1162.

7. 김준엽 등, (2019). 뇌졸중 역학보고서. 2018. 주간 건강과 질병 제12권 제43호, 1845-1860.

8. 김연희 등, (2022). 지난 10년간 우리나라 초발 뇌졸중 환자의 임상 특성 및 초기 치료 형태와 기능 장애 수준 변화, 주간 건강과 질병 제15권 제7호, 435-449.

9. 보건복지부, (2024). 가사 · 간병 방문지원사업 안내(11-1352000-001378-10).

10. Yun Hee Kim, (2008). Mechanism of Neurolasticity after Brain Injury and Neurorehabilitation. Brain & NeuroRehabilitation Vol. 1, No. 1 6-11.

11. 오미선 등, (2021). 급성 허혈성 뇌졸중 환자의 병원 전 및 병원 간 이송의 지연 요인 : 전국 단위 구급대원 및 뇌졸중 전문의 설문조사 결과. 주간 건강과 질병 제14권 제40호, 2822-2830.

12. 보건복지부 국립재활원, (2018). 건강한 일상생활을 위한 가이드 뇌병변장애인(C-14-18-18).

13. 박수진 등, (2015). 게임과 미술치료가 뇌졸중 노인의 인지기능에 미치는 영향, 377-391.

14. 정복자 등, (2023). 뇌졸중 환자의 발병기간에 따른 재활운동 효과 탐색을 위한 체계적 문헌연구. 한국특수체육학회지 제31권 제1호, 85-96.

15. 보건복지부 국립재활원 지역사회재활추진단, (2011). 건강한 수면을 위한 가이드북 : 뇌졸중을 중심으로(CBR 10-10-66).

16. 보건복지부 국립재활원, (2018). 나에게 딱 맞는 휠체어(H-13-16-08).

17. 김보성 등, (2019). 만성 뇌졸중 환자의 가정기반 재활 프로그램에 관한 인식조사. 대한고령친화산업학회지 제11권 제2호, 123-134.

18. 보건복지부 국립재활원 등, (2023). 낙상예방 및 안전관리 가이드북(11-1352297-000-741-01).

19. 정은화, (2020). 지역사회 거주 뇌졸중 환자의 가정방문 작업치료 효과 : 사례연구. Therapeutic Science for Rehabilitation, 87-98.

20. 문광태 등, (2020). 작업기반 지역사회 재활이 뇌졸중 재가 장애인의 일상생활과 작업수행 기술에 미치는 효과.

Therapeutic Science for Rehabilitation. 99-117.

21. 보건복지부 국립재활원 재활연구소, (2013). 뇌졸중 장애인의 건강생활 가이드(11-1352297-000112-01).

22. 문종훈 등, (2017). 테블릿 PC 어플리케이션을 사용한 인지훈련이 아급성 뇌졸중 환자의 인지기능, 일상생활 및 만족감에 미치는 영향. Journal of the KIECS, 219-228.

23. 보건복지부 국립재활원, (2013). 장애인 성재활 가이드북 : 개정판(11-132297-000021-01).

24. 대한뇌신경재활학회 등, (2021). 뇌졸중, 보다 행복한 삶을 위한 길라잡이(11-1352000-003002-01), 에듀팩토리.

25. 김수경 등, (2022). The Effect of a Convergence Approach of Home Environment Modification and Task-oriented Intervention on Fall Efficacy and Activity Level of Person with Stroke in the Community. Convergence Soiety, 39-46.

26. 보건복지부 국립재활원 사회복귀지원과, (2015). 뇌졸중·뇌손상 장애인을 위한 퇴원준비 가이드북(H-16-15-21).

27. 재활의료기관 지정 및 운영 등에 관한 고시[시행 2024. 3. 1.] [보건복지부고시 제2024-36호, 2024. 3. 1., 일부개정] [별표 2]

28. 보건복지부 국립재활원 공공재활의료지원과, (2017). 나에게 딱 맞는 보조기기 : 의지보조기기편(11-1352297-000253-01).

29. 김보성 등, (2021). ICF에 기반한 가정연계 재활 프로그램이 만성 뇌졸중 환자의 상지기능, 자기효능감 및 참여에 미치는 효과. 대한고령친화산업학회지 제13권 제2호, 57-69.

30. 신서희, (2019). 뇌졸중 환자의 재활의료서비스 이용, 정책동향, 제13권 제3호, 72-81.

31. 김서은 등, (2016). 가정 거울치료가 만성 뇌졸중 환자의 상지운동기능에 미치는 효과 : 사례군보고. 장기요양연구 제4권 제1호, 28-45.

32. 보건복지부 국립재활원. 욕창에 관한 모든 것(교육 05-10-20).

33. 신원섭 등, (2010). 가정용 게임기를 이용한 재활운동이 뇌졸중 환자의 보행 능력에 미치는 효과. 한국산학기술학회논문지 제11권 제1호, 368-374.

34. 이종민 등, (2009). Management of Acute Stroke Complication. Korean Med Assoc 52(4), 365-374.

35. 최경효 등, (2001). The Effect of Complications of Stroke Patients on Prognosis during Rehabilitation Management. Korean Acad of Rehab Med Vol. 25, No. 2, 202-207.

36. 김돈규, (2009). 뇌졸중 후 삼킴곤란 : 발생 빈도, 합병증 및 병변 부위별 양상. Brain&NeuroRehabilitation. 제2권 제2호, 91-97.

37. 보건복지부 국립재활원, (2014). 배뇨관리의 이해(11-1352297-000124-01)

38. 건강보험심사평가원 심사지침 [건강보험심사평가원 공고 제2019-422호].

39. 신정빈, (2002). 뇌졸중의 합병증. 가정의학회지 제23권 제1호, 13-19.

40. 신세영 등, (2022). 국내 다기관 전향적 코호트 연구를 통한 우리나라 뇌졸중 환자의 발병 5년 생존율과 재발률, 2719-2733. PHWR.